自分でできる!

薬に頼らない
糖尿病の大正解

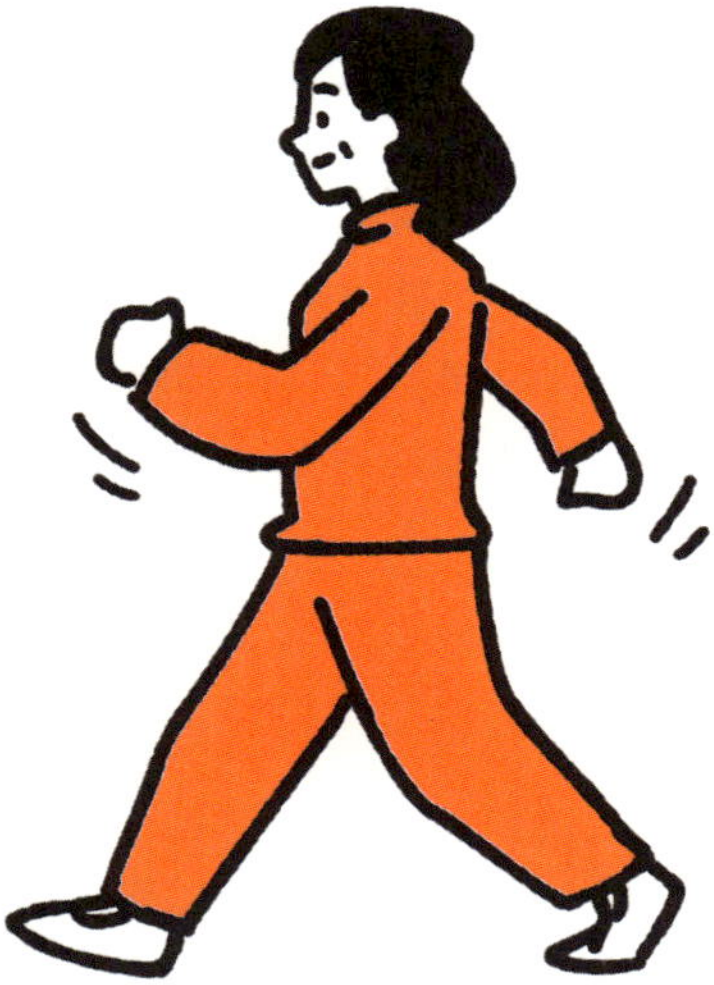

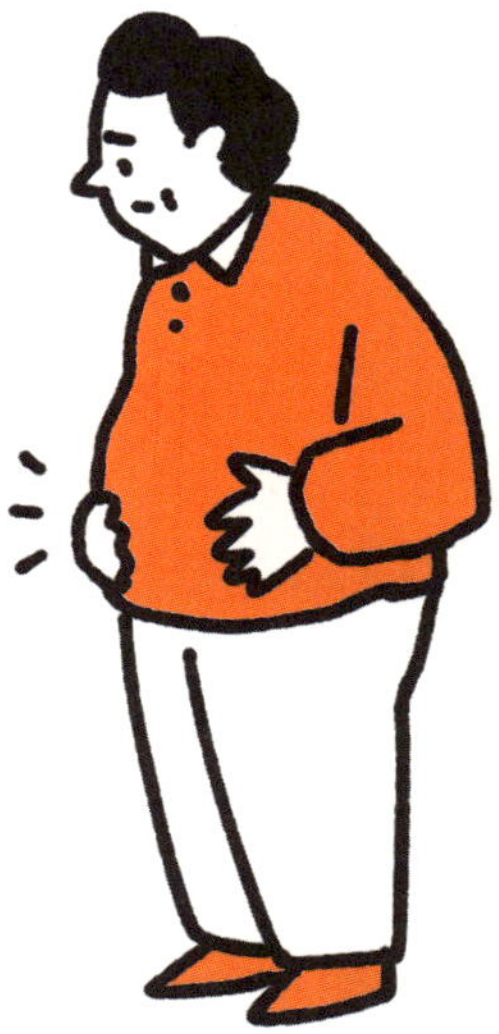

矢野宏行 著
(Dr.ゆきなり)

ライフサイエンス出版

薬に頼らず糖尿病を克服する

本書の使い方

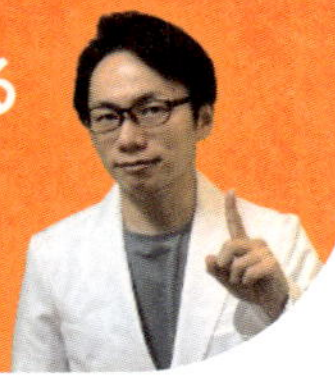

私が配信するYouTubeチャンネル「Dr. ゆきなり【～糖尿病克服への道～】」では、10年以上の糖尿病の専門医としての臨床経験、約5年間の研究者としての知見をもとに、自分でできる糖尿病の克服法を発信しています。

本書は年間3000人以上の糖尿病患者さんを診察する中で寄せられた疑問・質問や動画のコンテンツをもとに「薬に頼らず血糖値を下げ、糖尿病を克服する」ことを目的としてまとめました。糖尿病のメカニズムから自分で血糖値を下げる方法に至るまで、患者さんが知っておきたいポイントを5つの章に分けて紹介しています。

本書を通読すると、糖尿病の理解が深まるように構成されていますが、各項目はQ&A方式で書かれているので、知りたい内容から読み始めることもできます。章末には糖尿病治療に役立つ情報をコラムとして紹介しているのでぜひ参考にしてみてください。

また、「自分で血糖値を下げる方法を知りたい」という患者さんの声にお応えして第2章 生活編、第3章 食事・栄養編にはQ&Aの根拠となる論文のエビデンスレベル（信頼度）と解説動画のQRコードをつけています。

さらに第5章 自分でできる糖尿病克服法編では、実際の患者さんの症例をもとにフリースタイルリブレ（以下、リブレ）を用いた血糖コントロール術を解説します。

本書と動画をよく理解し、生活改善に努めていけば薬を使わずに血糖値を下げることができるようになります。それでは、私とともに糖尿病を克服していきましょう。

第1章 病気編

糖尿病について知ろう

第1章では糖尿病のメカニズムについて最新研究を根拠に解説します。本章を読めば、糖尿病に対する疑問がクリアになるに違いありません。

第2章 生活編

5つのステップを踏まえて生活を改善しよう

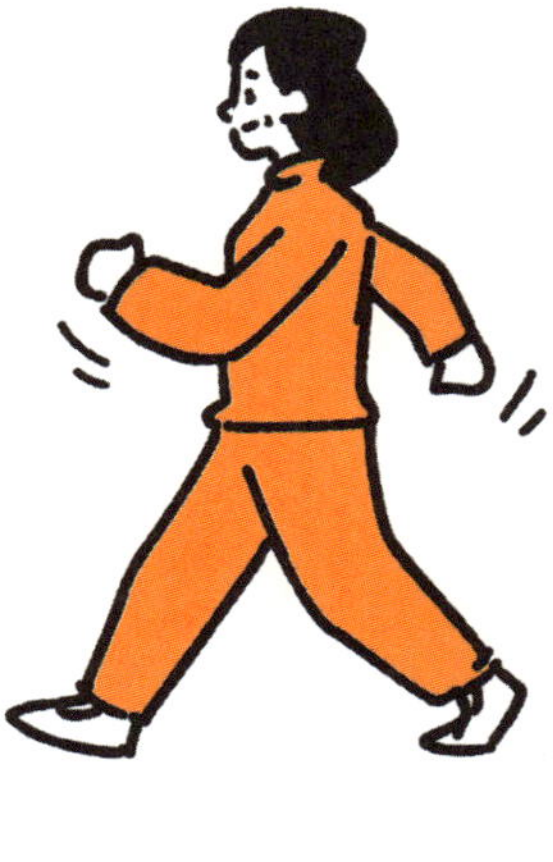

私が提唱する「薬に頼らず糖尿病を克服する5つのステップ」を踏まえて生活を改善してみましょう。

第2章では、運動や睡眠など血糖値をコントロールするために重要な生活上のポイントを紹介し、Q&Aの根拠となる論文のエビデンスレベルと動画の解説をつけています。糖尿病の患者さんだけでなく、糖尿病予備軍の方にも参考になるはずです。

第3章 食事・栄養編

食事で血糖値をコントロールしよう

血糖値をコントロールするには食事選びだけでなく、食事方法にもポイントがあります。第3章にはQ&Aの根拠となる論文のエビデンスレベルと動画の解説がついているので、これらの情報を参考にしながら食生活を改善してみましょう。

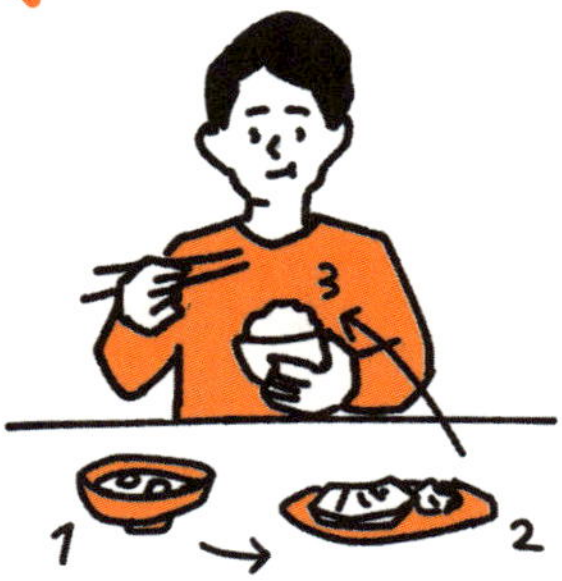

第4章 診察・治療編

自分の治療を知ろう

病気や治療について質問をしたいと思っても、病院やクリニックでは質問しづらいこともあるのではないでしょうか？　第4章では私のクリニックに寄せられた診察や治療に関する質問をもとに解説しているので、ご自身の治療に役立ててみてください。

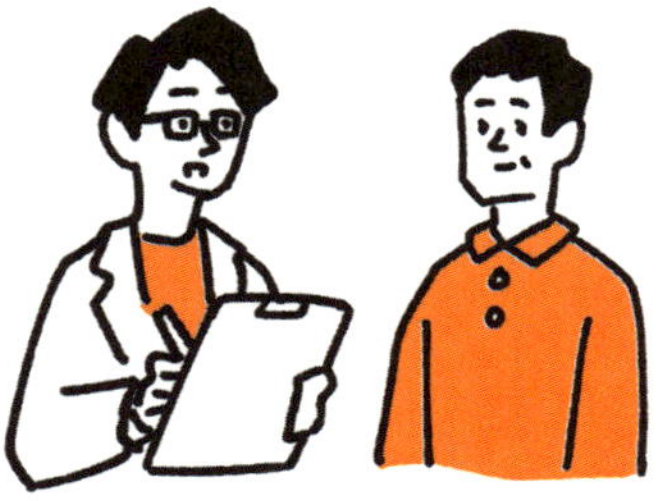

第**5**章

自分でできる糖尿病克服法 編

スマートフォンで血糖値をコントロールしよう

リブレを使って血糖値の状態をチェックしてみましょう。第5章ではリブレの具体的な使い方と血糖値の変動パターンごとの患者さんの症例を紹介しています。

本章を読めば自分に合った生活習慣の改善方法を見つけることができるに違いありません。

YouTubeチャンネル

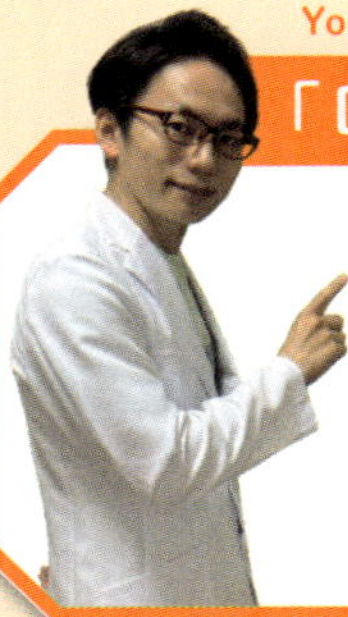

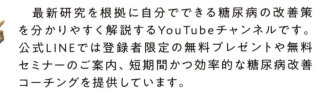

「Dr.ゆきなり【～糖尿病克服への道～】」

最新研究を根拠に自分でできる糖尿病の改善策を分かりやすく解説するYouTubeチャンネルです。公式LINEでは登録者限定の無料プレゼントや無料セミナーのご案内、短期間かつ効率的な糖尿病改善コーチングを提供しています。

薬に頼らず糖尿病を克服する
5つのステップ

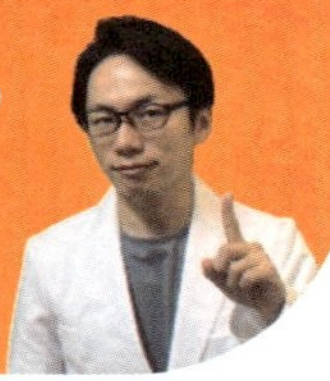

糖尿病は患者さんの努力が治療の結果につながる病気です。さらに、今は生活習慣の改善によって薬に頼らずに健康な人とまったく変わらない生活ができる「寛解」を実現することが可能になっています。

そこで、本書では毎年3000人以上の患者さんを診察する私が厳選した、自分でできる「薬に頼らず糖尿病を克服する5つのステップ」（Q14）を紹介します。本書の内容を参考に生活習慣の改善に取り組めば、寛解に至ることは決して難しくありません。焦らずじっくりと取り組んでいきましょう。

MOVIE

STEP 1 現在の自分の糖尿病の状態を正確に知ろう

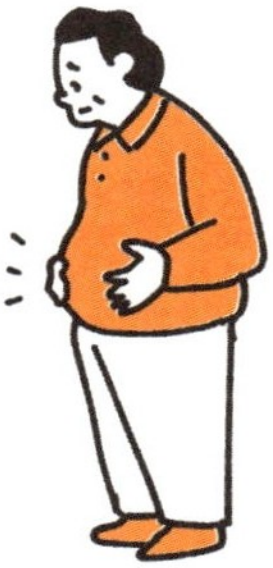

まずはあなたの現在のＨｂＡ１ｃ《ヘモグロビンエーワンシー》と空腹時と食後の血糖値、薬の処方内容、身長・体重・体脂肪率を知っておきましょう。そのうえで、本書の第1章 病気編と第4章 診察・治療編を読むと理解が深まるのでお勧めです。

このステップで治療のスタート地点と現在に至るまでの状況をしっかりと見極めることによって、最短のルートで糖尿病治療を進めることができます。

Check! ▶ 第１章 病気編　第４章 診察・治療編

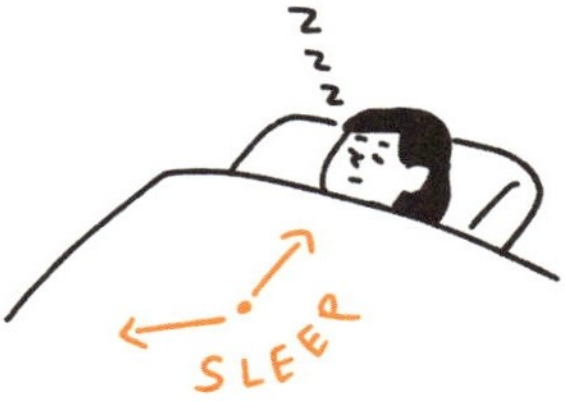

STEP 2 日常生活の確認をしよう

STEP2では起床・就寝時間や睡眠時間、朝・昼・夜の食事時間のチェックを行います。糖尿病は血糖値が上がりやすい体質が一因で発症する病気です。本格的な体質改善には数ヵ月の時間がかかることを覚えておくとよいでしょう。なお、第2章では根拠となる論文のエビデンスレベルをつけて糖尿病の生活上の注意点を紹介しています。生活習慣を改善する際は参考にしてみるとよいでしょう。

Check! ▶ 第２章 生活編

STEP 3 フリースタイルリブレで血糖値の変動をチェックしよう

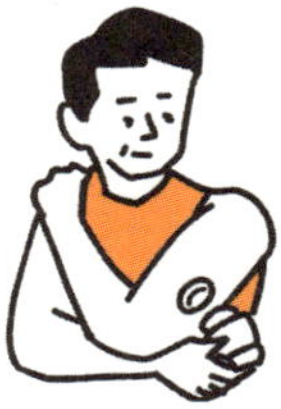

STEP3ではリブレで血糖値の変動をチェックします。これは血糖値の変動を「見える化」し、糖尿病の自己管理をサポートする大変有用なツールです。リブレは現在の自分の状況や血糖値のデータを踏まえたうえで活用しなければ思うような効果が見込めないことがあります。STEP1とSTEP2を決して疎かにしないようにしてください。なお、第5章ではリブレの活用方法を解説しているので参考にしてみるとよいでしょう。

Check! ▶ 第5章 自分でできる糖尿病克服法編

STEP 4 食事を見直そう

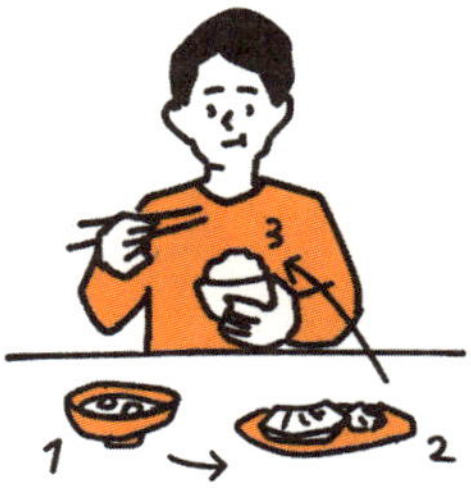

食事を見直す際は、まずSTEP3のリブレを用いた血糖値の変動チェックを2週間行います。しっかりと血糖値と食事の関係性を観察し、食事の内容を見直すと、数ヵ月後には血糖値が確実に下がっているはずです。

第3章では、糖尿病に良い食事の方法、第5章では具体的なケーススタディを紹介しているので参考にしてみてください。

Check! ▶ 第3章 食事・栄養編　第5章 自分でできる糖尿病克服法編

STEP 5 糖尿病治療のスタート地点の血糖値と最新の血糖値をチェックしよう

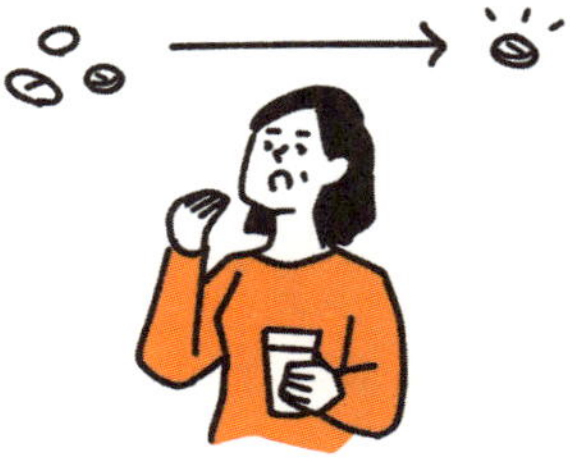

STEP5では糖尿病治療のスタート時と現在の血糖値を比べてみましょう。その際は実際に数値を目で見て確認するようにしてください。たとえ、目標よりも血糖値が下がっていなくてもかまいません。これまでの自分の努力を認めてあげましょう。このステップは今後治療や生活改善を続けていくうえでのモチベーションを養うことにつながります。寛解を目指して生活習慣の改善に取り組んでいきましょう。

薬に頼らず血糖値を下げる

フリースタイル リブレセンサーの使い方

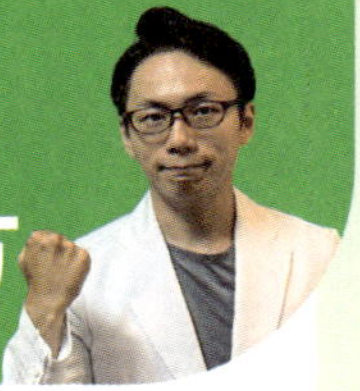

フリースタイルリブレセンサーは腕に装着することで2週間いつでも自分の血糖値を知ることができる測定器です（リブレにはセンサーとリーダーがありますが、本書で用いられるリブレとはセンサーのことを指します）。

このリブレを使い、患者さんが自分で生活改善を行うことによって効率的に血糖値を下げることができるようになりました。本項ではリブレの使い方を解説します。

1 センサーの準備

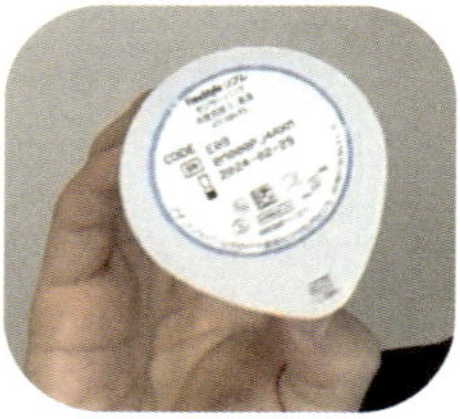

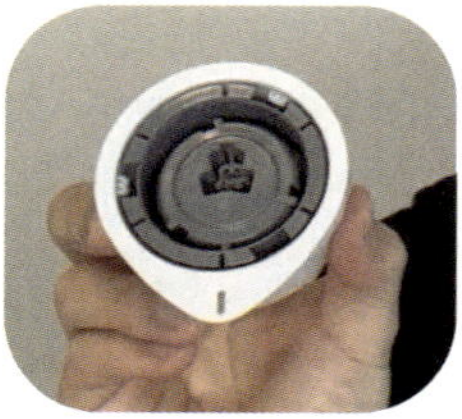

1　キットに封入されているセンサーパックの蓋を完全にはがして開ける。

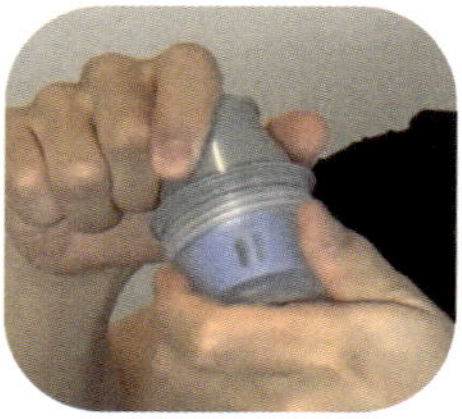

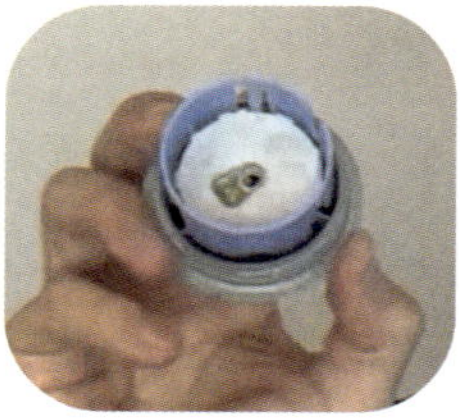

2　センサーアプリケーターのキャップを回して外す。

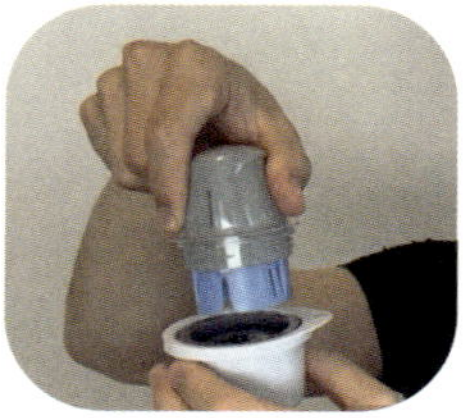

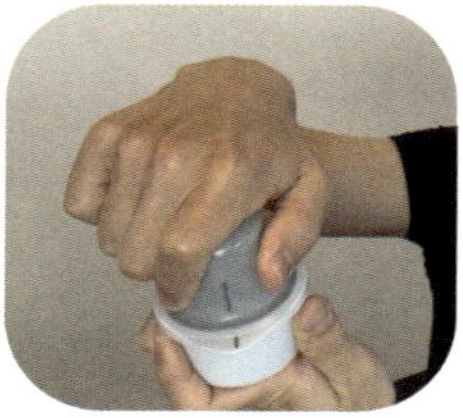

3　センサーアプリケーターとセンサーパックを黒のマークに合わせて引き上げると使用可能になる。

2 センサーを装着する

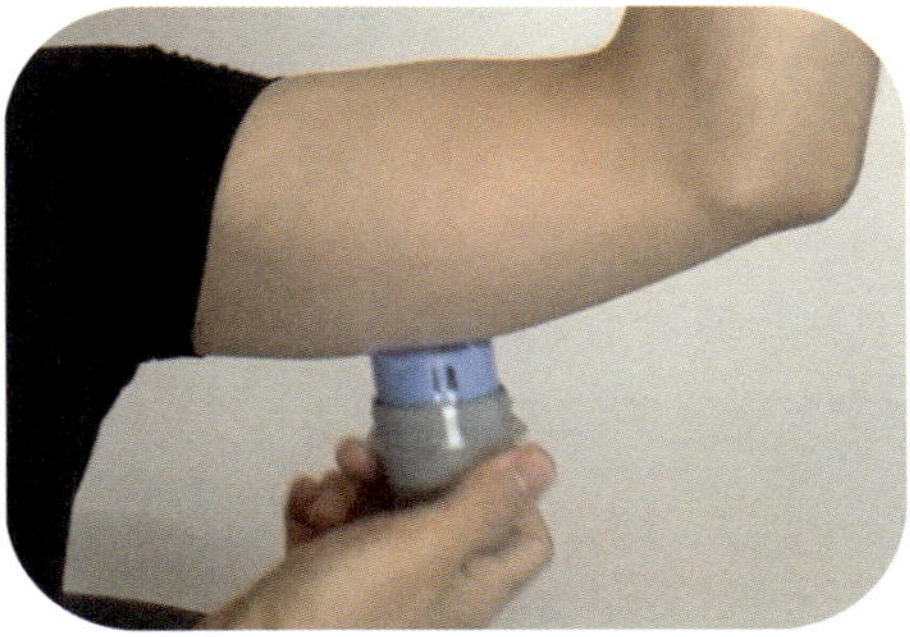

1　アルコール綿で装着部位を拭いた後、センサーアプリケーターを装着部位に当て、センサーが身体に装着されるまでしっかりと押し込む。

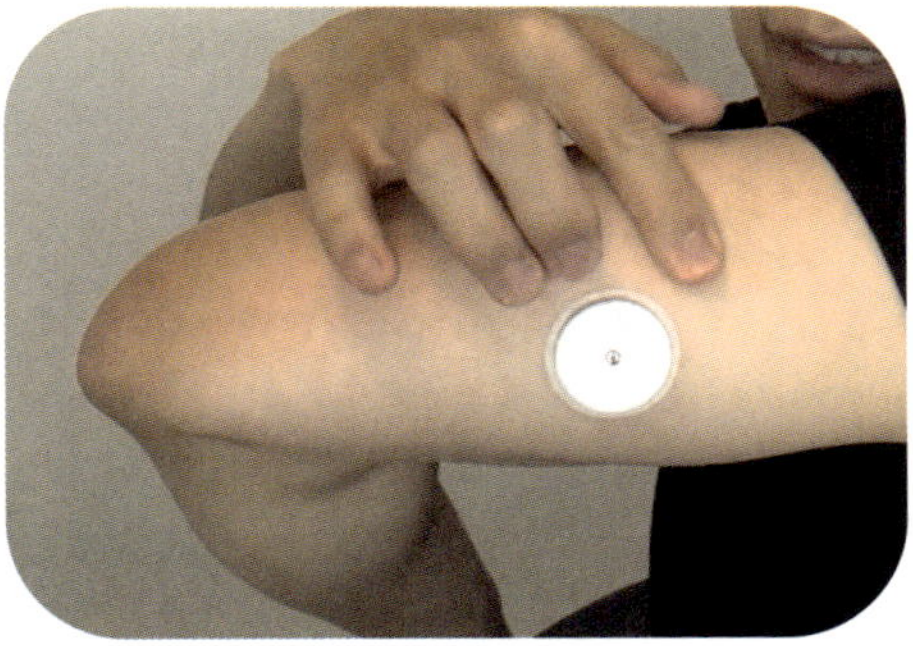

2　センサーアプリケーターをそっと身体から引き離し、センサーが固定されていることを確認する。スマートフォンでリブレLink（Q43）のアプリをダウンロード後、スマートフォンをセンサーにかざすと60分後に使用開始になる。

3 センサーの交換

センサーは装着から14日間経過すると、自動的に機能が停止する。機能が停止したら、センサーの粘着部の端を引き上げ、1回の動作で皮膚からゆっくりとはがす。

アルコール綿でセンサーを装着していた部位を拭いた後にセンサーを装着していない場所に、新しいセンサーを装着する。

スマートフォン一つで血糖値を下げる

リブレViewの活用方法

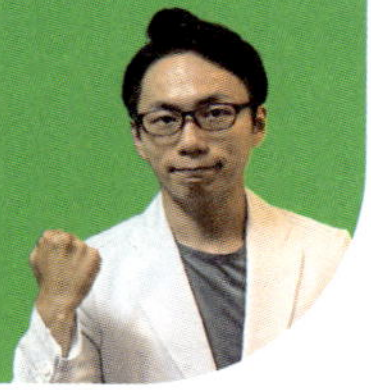

スマートフォンやパソコンで手軽に血糖値のデータをチェックしてみましょう。リブレViewは血糖値のデータをクラウドに保存することで患者さんと医療従事者との間でデータ共有もでき、効率的に治療や生活改善に取り組むことができます。

MOVIE

1 リブレViewに登録する

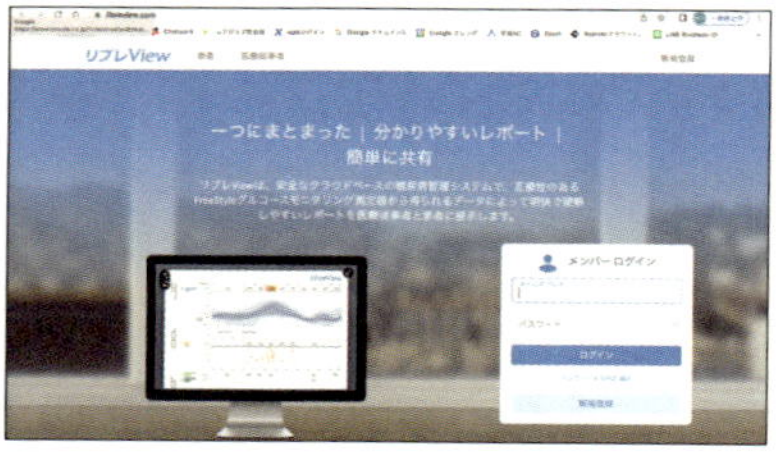

リブレで2週間血糖値を測定したら、パソコンやスマートフォンの検索画面に「リブレView」（https://www.libreview.com/）と入れて検索してみましょう。スマートフォンのアプリでも血糖値を確認することができますが、Web上のサービスに必要事項を登録すると血糖値の変動以外にもさまざまなデータを見ることができます。

2 血糖値の変動を確認する

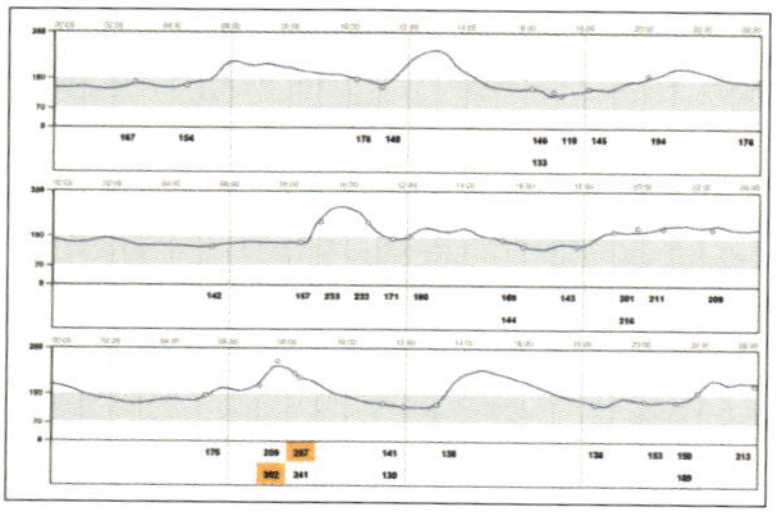

リブレViewのデータを見ると、血糖値は画像のように1日を通して上下に大きく振れながら動いています。

この変動幅を生活習慣や治療によって小さくして正常の範囲内にコントロールすることが目標になります。

3 血糖値の目標

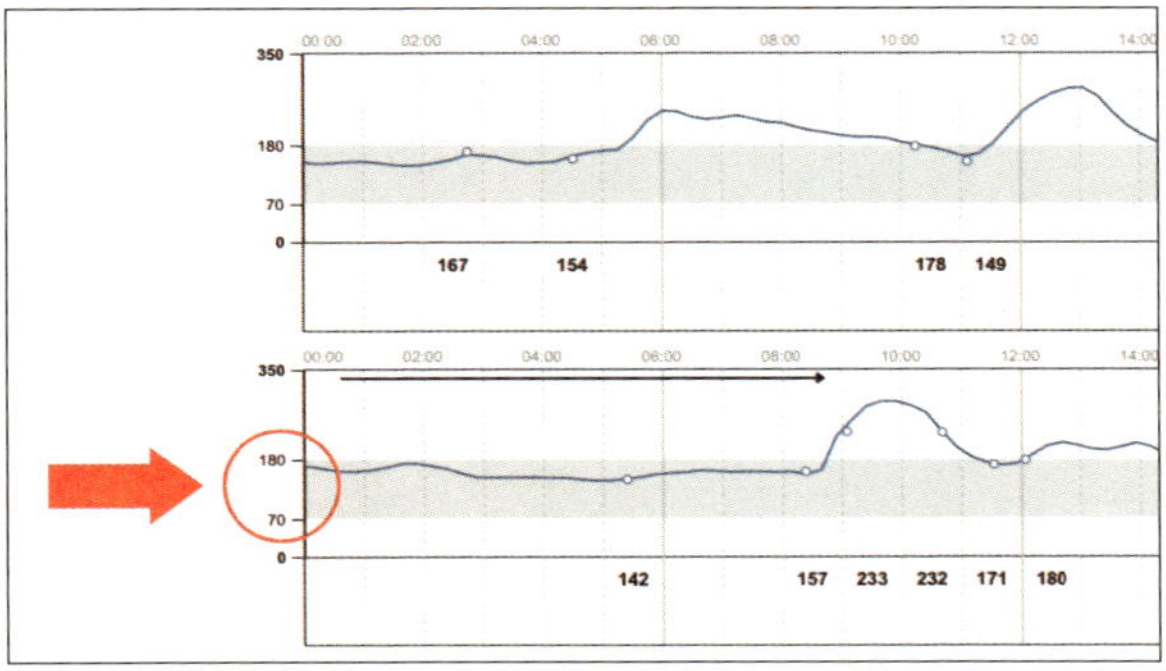

リブレViewのデータを見ると画像のようにグレーのゾーンがあります。これは血糖値が70～180mg/dLの範囲内にあることを示しています。毎日の血糖値の動きをこのグレーのゾーンに収めることができれば、薬に頼らずに糖尿病を克服することができるようになります。

4 HbA1cのデータを知る方法

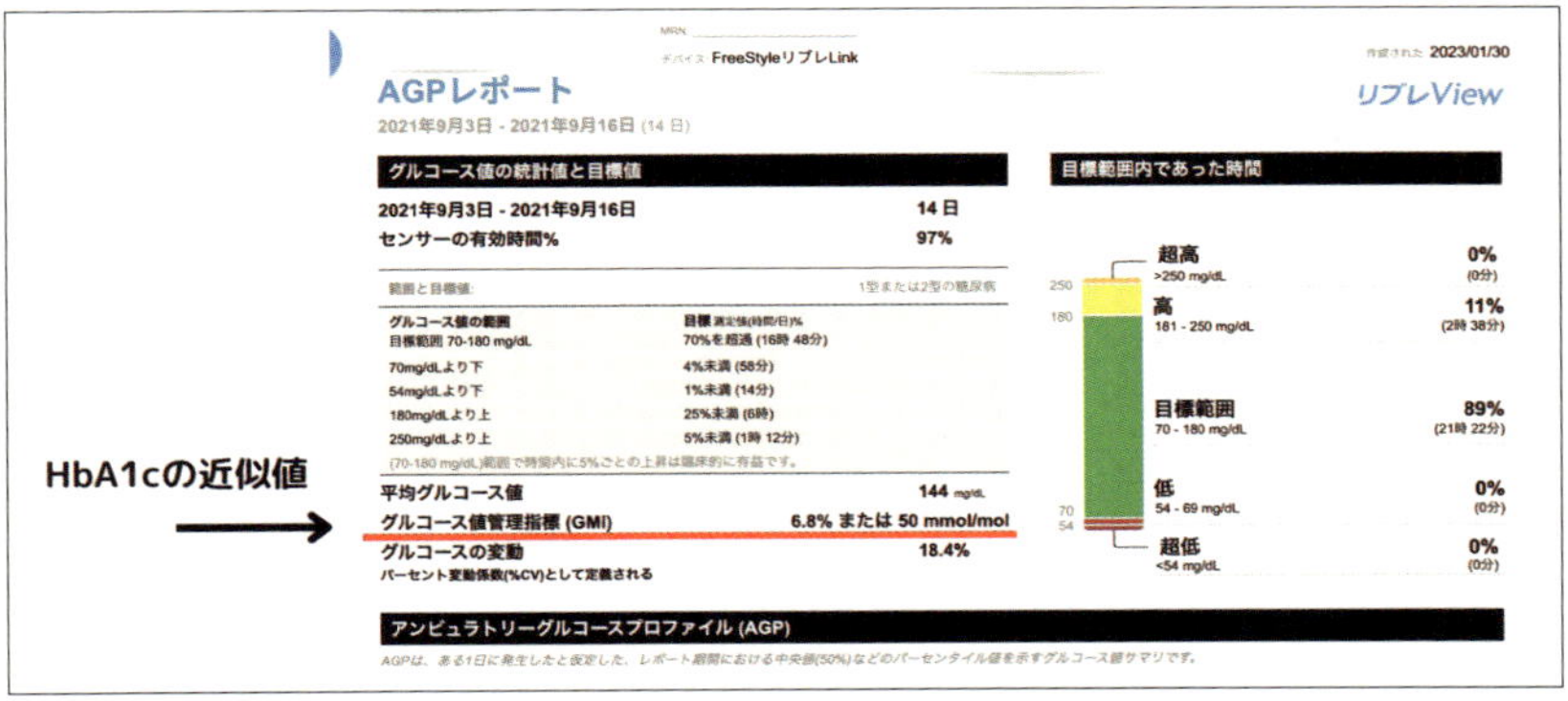

HbA1cは病院で採血をするしか測る方法はありませんが、リブレを使うとHbA1cが近似値として表示されます。この数値は直近5日間の血糖値の変動値になります。この数値が徐々に下がっていくのを確認しながら、生活習慣の改善に取り組むとモチベーションも高まるのでお勧めです。

糖尿病診断フローチャート

最初は健康診断で血糖値の異常を指摘された方が多いと思います。実は糖尿病の診断には順番があり、病院やクリニックで検査を受け、条件に該当した場合に初めて糖尿病と診断されます（糖尿病の診断基準などの詳細はQ37を参照）。ここでは、病院やクリニックではなかなか教えてくれない糖尿病診断の流れをフローチャート[*1]で紹介します。

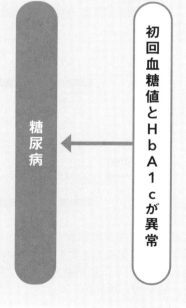

初回HbA1cのみ異常

血液再検査（1ヵ月以内）

初回血糖値とHbA1cが異常

→ 糖尿病

初回血糖値のみ異常
（糖尿病の典型的症状あるいは糖尿病網膜症の場合は糖尿病）

血液再検査（1ヵ月以内）

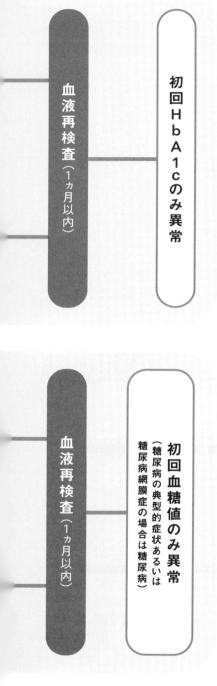

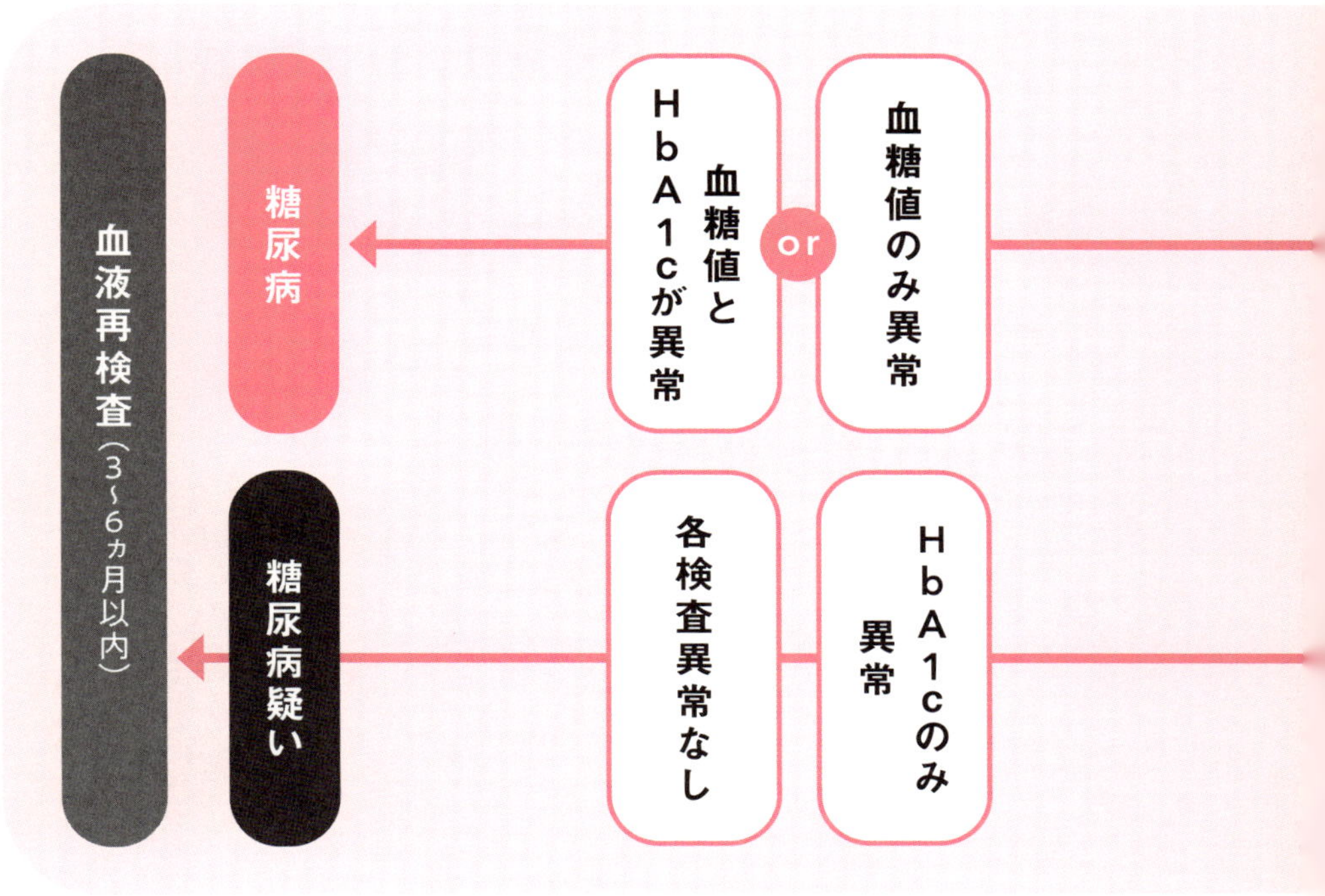
血糖値のみ異常
or
血糖値とHbA1cが異常
糖尿病
HbA1cのみ異常
各検査異常なし
糖尿病疑い
血液再検査（3～6ヵ月以内）

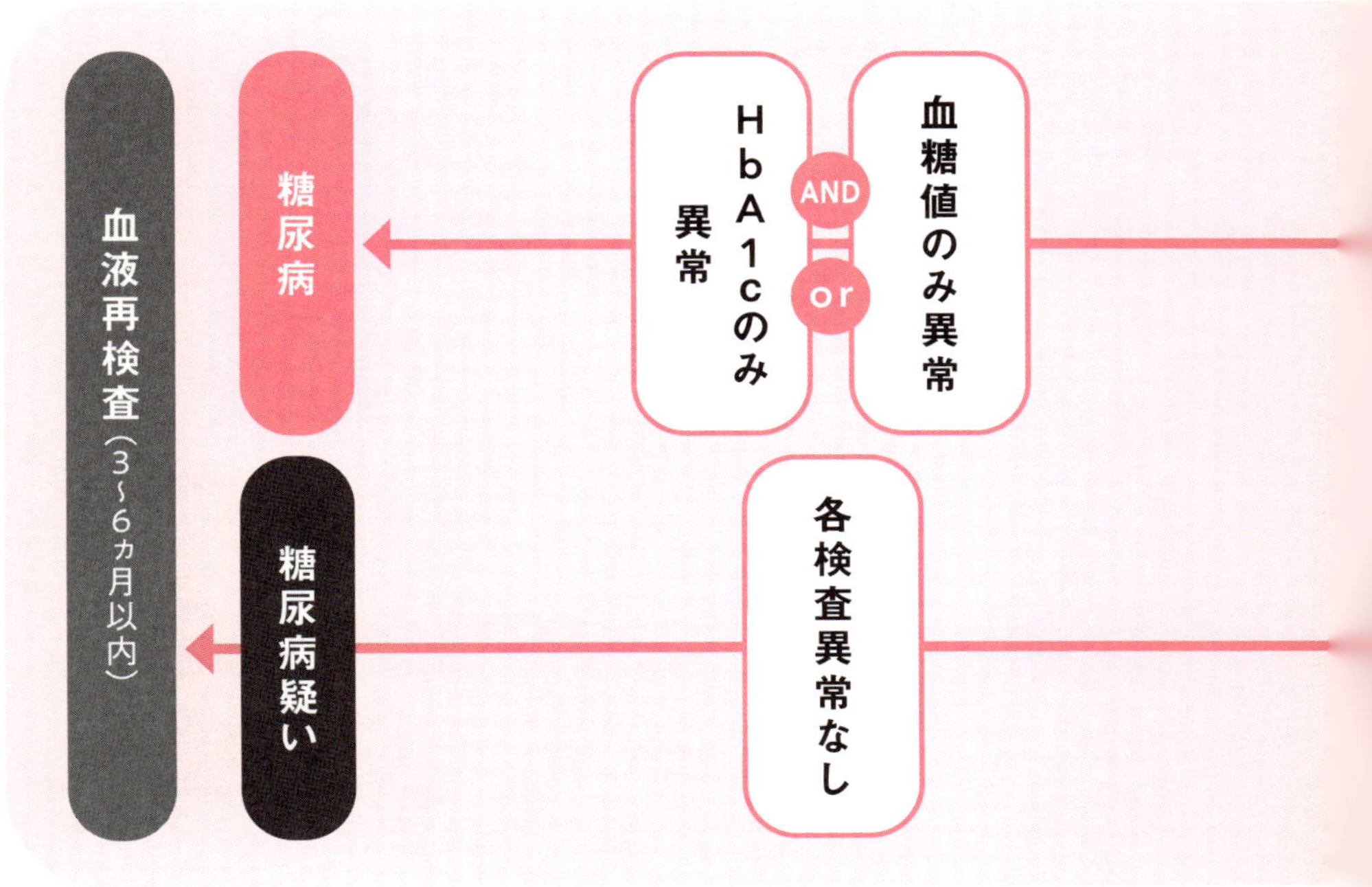
血糖値のみ異常
AND
or
HbA1cのみ異常
糖尿病
各検査異常なし
糖尿病疑い
血液再検査（3～6ヵ月以内）

糖尿病内服薬一覧[*1 *2]

インスリン分泌非促進系				機序
ビグアナイド薬 (BG薬)	チアゾリジン薬 (インスリン 抵抗性改善薬)	SGLT2阻害薬	α-グルコシダーゼ 阻害薬 (α-GI)	分類
グリコラン メトグルコ	**アクトス(OD)**	**カナグル(OD) ジャディアンス スーグラ デベルザ フォシーガ ルセフィ(OD)**	**セイブル(OD) ベイスン(OD)**	商品名(後発品は除く)
1日2〜3回	1日1回 朝食前または朝食後	1日1回 朝食前または朝食後	1日3回 食前	用法
肝臓での糖新生を抑えるなどの作用によって血糖値を改善する薬	インスリンの効きを改善し、肥大化した脂肪細胞を小さくすることで糖を取り込みやすくする薬	尿からの糖の排泄を増やすことで血糖を減らす薬	腸での糖の吸収を遅らせて食後の急激な血糖値の上昇を抑える薬	作用
高	中 (肥満で効果大)	中	食後 高血糖改善	血糖降下作用
低	低	低	低	低血糖リスク
なし	増加	減少	なし	体重への影響
低血糖、 乳酸アシドーシス	低血糖、 肝機能障害、 むくみ、 体重増加	低血糖、 腎盂腎炎などの 感染症 、脱水	低血糖、消化器症状(膨満感、放屁)、腸閉塞、イレウス、肝機能障害	主な副作用

<table>
<tr><th colspan="5">インスリン分泌促進系</th></tr>
<tr><th colspan="2">血糖非依存性</th><th colspan="3">血糖依存性</th></tr>
<tr><th rowspan="2">速効型
インスリン
分泌促進薬
（グリニド薬）</th><th rowspan="2">スルホニル
尿素薬
（SU薬）</th><th colspan="2">インクレチン関連薬</th><th rowspan="2">イメグリミン</th></tr>
<tr><th>GLP-1受容体作動薬</th><th>DPP-4阻害薬</th></tr>
<tr><td>グルファスト（OD）
シュアポスト
スターシス
ファスティック</td><td>アマリール
オイグルコン
グリミクロン（HA）</td><td>リベルサス</td><td>エクア
オングリザ
グラクティブ
ザファテック
ジャヌビア
スイニー
テネリア（OD）
トラゼンタ
ネシーナ
マリゼブ</td><td>ツイミーグ</td></tr>
<tr><td>1日3回食前</td><td>1日1～2回
食前または食後</td><td>1日1回</td><td>1日1～2回と
週1回</td><td>1日2回</td></tr>
<tr><td>服用後に迅速にインスリンを分泌させ、食後の血糖値を改善する薬</td><td>膵臓のβ細胞に作用し、インスリン分泌を促し血糖値を下げる薬</td><td>膵臓からのインスリン分泌を促し、血糖値を下げる薬</td><td>体内でインスリン分泌を促す物質の作用を強め、血糖値を下げる薬</td><td>インスリン分泌や筋肉での糖利用を促し、肝臓での糖新生を抑えることで血糖値を改善する薬</td></tr>
<tr><td>食後高血糖改善</td><td>高</td><td>高</td><td>中</td><td>中</td></tr>
<tr><td>中</td><td>高</td><td>低</td><td>低</td><td>低</td></tr>
<tr><td>増加</td><td>増加</td><td>減少</td><td>なし</td><td>なし</td></tr>
<tr><td>低血糖、
肝機能障害、
体重増加</td><td>低血糖、
肝機能障害、
無顆粒球症、
体重増加</td><td>低血糖、
消化器症状</td><td>低血糖、
消化器症状、
皮膚症状</td><td>低血糖、
消化器症状、
感染症</td></tr>
</table>

糖尿病注射薬一覧 *1 *2

	分類	商品名	注射のタイミング	作用発現時間	作用持続時間
インスリンアナログ	超速効型	フィアスプ注	食事開始時・食事開始後	10分以内	4~5時間
		ルムジェブ注			
		アピドラ注	食事の直前	10~20分	4~5時間
		インスリンアスパルトBS注			
		インスリンリスプロBS注			
		ノボラピッド注			
		ヒューマログ注			
	混合型	ノボラピッド30ミックス注	食事の直前	10~20分	18~24時間
		ノボラピッド50ミックス注			
		ノボラピッド70ミックス注			
		ヒューマログミックス25注			
		ヒューマログミックス50注			
	配合溶解	ライゾデグ配合注	食事の直前	10~20分	約42時間
	持効型	トレシーバ注	一定のタイミング	定常状態	約42時間
		インスリングラルギンBS注		約1~2時間	約24時間
		ランタス注			
		ランタスXR注			
		レベミル注			
ヒトインスリン	速効型	ノボリンR注	食事30分前	30分~1時間	5~8時間
		ヒューマリンR注			
	混合型	ノボリン30R注	食事30分前	30分~1時間	18~24時間
		ヒューマリン3/7R注			
	中間型	ノボリンN注	一定のタイミング	1・5時間	18~24時間
		ヒューマリンN注		1~3時間	
	GLP-1受容体作動薬	オゼンピック皮下注	一定のタイミング		1週間
		トルリシティ皮下注			
		ビクトーザ皮下注			約24時間
	インスリン・GLP-1受容体作動薬配合剤	ソリクア配合注	朝食前1時間以内		約24時間
		ゾルトファイ配合注	一定のタイミング		
	GIP/GLP-1受容体作動薬	マンジャロ皮下注			1週間

まえがき

本書を手に取っていただき、ありがとうございます。

内科医の矢野宏行です。私は糖尿病の専門医として都内にあるクリニックで日々地域の患者さんの診療を行い、年間3000人を超える糖尿病患者さんを診ています。

2022年7月からは、診療の傍らDr.ゆきなりの名義でYouTubeチャンネル「Dr.ゆきなり【～糖尿病克服への道～】」を開設し、薬に頼らない糖尿病の改善法を発信しています。本チャンネルでは私の専門医としての経験を踏まえ、科学的な根拠をベースに、なるべく多くの患者さんが、間違った努力をせずに、最短ルートで糖尿病を改善できるような情報をお伝えするように努めています。

糖尿病と聞くと、食べ過ぎ、太り過ぎ、運動不足など生活習慣の影響で血糖値が上がってしまうといったネガティブな印象をお持ちの方も多いと思います。しかし、実際はそうでもありません。食べ過ぎていなくても、太っていなくても血糖値が上がってしまう方が多くいらっしゃいます。

実は糖尿病は生まれ持った体質や、血糖値が上がりやすい生活スタイルなどの原因が複雑に絡み合って発症してしまいますが、自分の努力である程度改善することができる数少ない病気のうちの一つでもあります。とはいえ、現実にはなかなか自分の努力だけでは良くなることが少ない病気であるとも言えます。

「日々運動して、食事制限をして、甘い物は極力食べない」。

これが糖尿病改善の常套句であり、クリニックや病院に通っているみなさんも同じようなことを今まで言われ続けてきたのではないでしょうか？

またインターネットで糖尿病について調べたことがある方であれば、自分でできる改善策をいくつか試したこともあるかと思います。

やるべきことは分かっている。でも継続できない。そして結果が良くならない。

あなたもこうしたジレンマを抱えていないでしょうか？

また近年の情報化社会では、スマートフォン一つですぐに情報を得ることができます。そして「糖尿病」「血糖値」といったワードで検索をすれば、Ｗｅｂ上には病気に関する基本的な情報はもちろん、具体的な改善策や、将来に起こる合併症に至るまでこと細かに紹介されています。

とくに糖尿病に関する情報は膨大で、ネット上にはさまざまな情報があふれかえっています。

その中から「本当に正しい情報や自分に合った情報を探さなくてはいけない」。

これは大変ですよね？

私も日々の診療の中で、患者さんから直接疑問を投げかけられます。その多くが、「血糖値を下げるために○○茶を毎日飲んでいるんだけど、糖尿病にいいんでしょ？」「血糖値が下がると言われている○○体操をしているから、他に運動はしなくても大丈夫でしょ？」といったものです。どこで見つけてきたのか、怪しげなサプリメントをネットで購入して自慢気に私に見せてくれる方もいます。そうした患者さんたちを日々見ていた私は、糖尿病の正しい知識をお伝えする必要があると感じていました。

そこで、本書は最新の研究や論文を根拠にYouTubeチャンネルの動画をさらに掘り下げ、実際に日常の診療の中で患者さんから投げかけられた病気や生活、食事、診察などに関する疑問にQ＆A方式で回答しました。さらに実際の糖尿病患者さんのケーススタディを紹介しながら、なるべく薬に頼らず、糖尿病を克服する方法も解説しています。みなさんが大量の情報の中で方向性を見失い、右往左往することがないよう、「この本が1冊あればもう大丈夫」といった内容になっているかと思います。

「1人でも多くの方がこの本を手に取り、正しい改善法で糖尿病を克服する」。

これが私の願いです。ぜひ読むだけで終わりにせず、実践を続けていただきたいと思っています。

contents

第2章 生活編

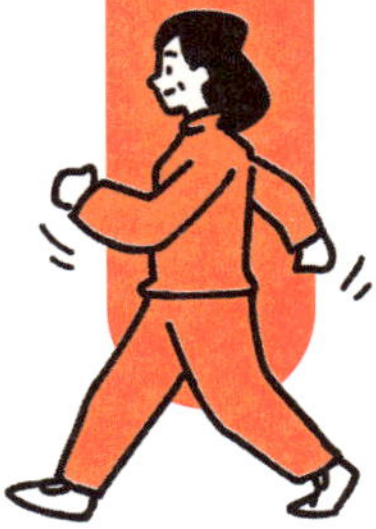

第3章 食事・栄養編

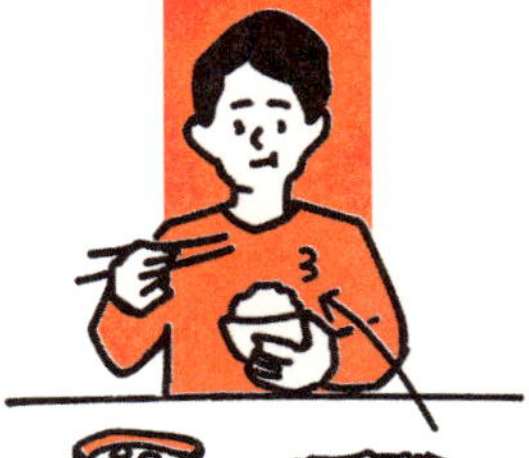

第4章 診察・治療編

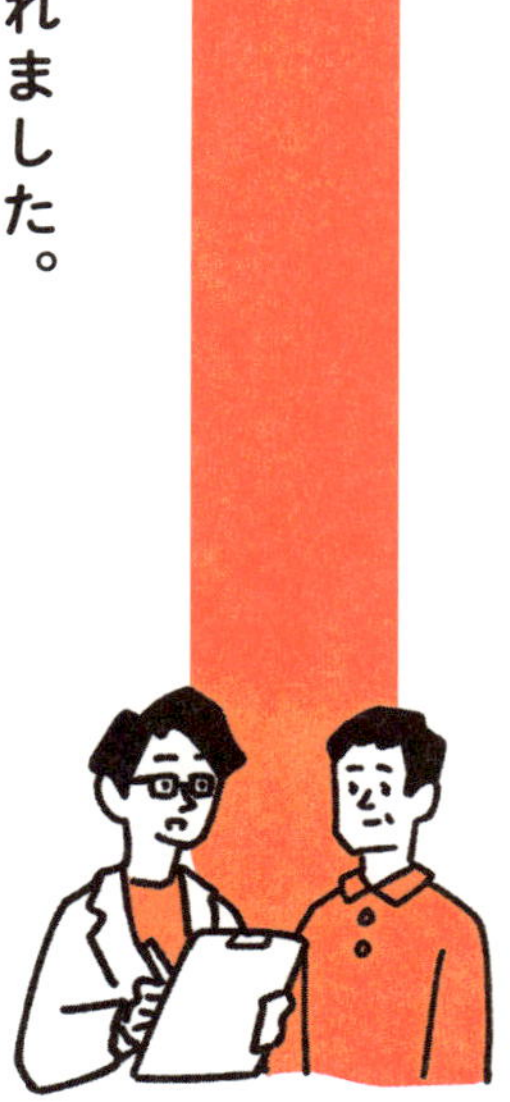

第5章 自分でできる糖尿病克服法 編

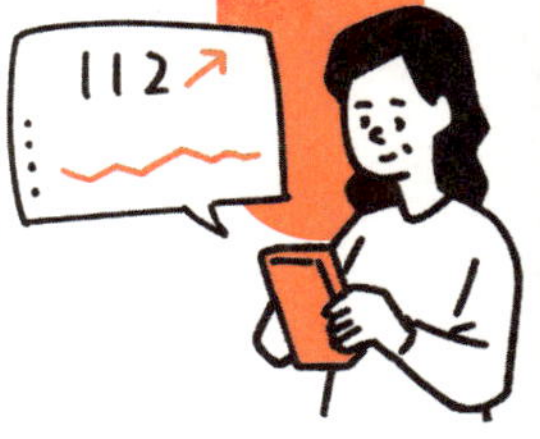

第 1 章

病気編

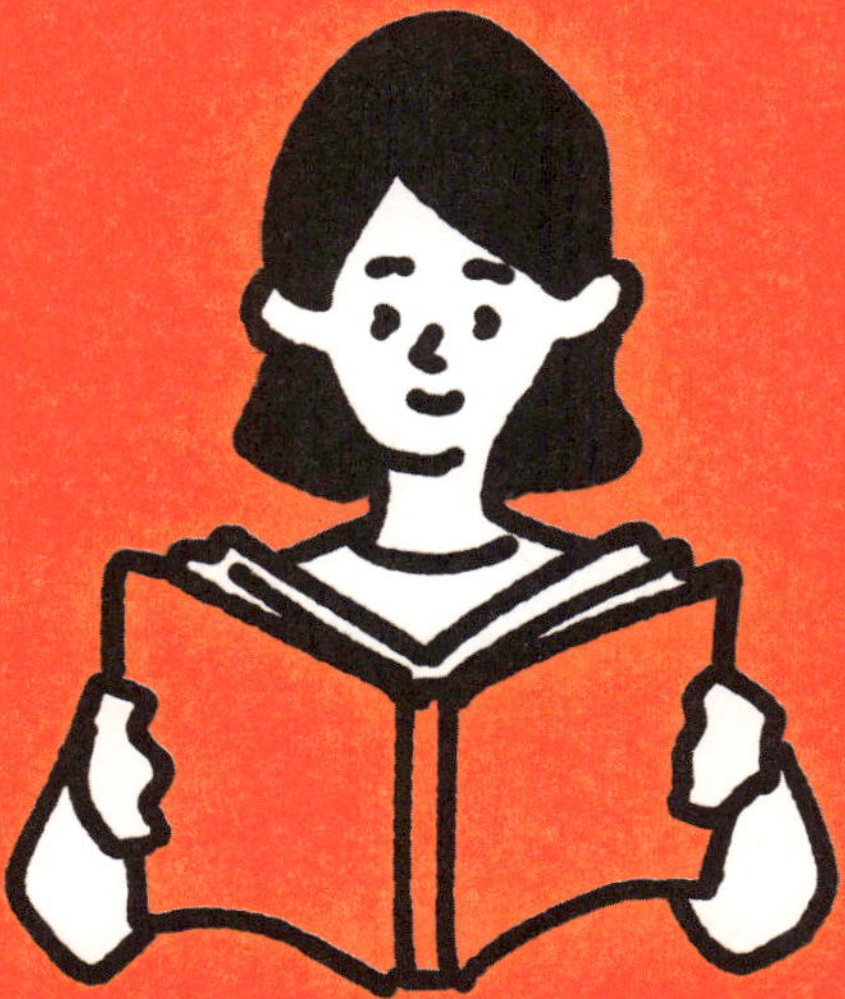

Q1 糖尿病は治る病気でしょうか？

糖尿病は完治することはありません。しかし、生活習慣由来の2型糖尿病であれば生活習慣を改善することで薬に頼らない生活を送ることができる「寛解」を目指すことはできます。

MOVIE

毎年3000人以上の糖尿病患者さんを診る中で「糖尿病はいつになったら治るんですか？」「糖尿病が治るとはどういう状態ですか？」という質問をよく受けます。

そうした質問に対し、私は「糖尿病は完治することはないけれども、生活習慣由来の2型糖尿病（Q

11）であれば治療や生活習慣の改善によって健康な人とまったく変わらない生活ができる」とお伝えしています。そこで、糖尿病が完治しない理由や健康な人と同じ生活を送るにはどうすればよいのかについて解説したいと思います。

実は糖尿病を治療する際に医師が参考にする指針『糖尿病診療ガイドライン』には、糖尿病が完治した場合の基準が明確には定められていません。そのため、仮にあなたが生活習慣を見直して血糖値が正常になったり、薬が必要なくなったりしても、医師から「糖尿病が治りました」と言われることは決してありません（ただし、妊娠糖尿病〈Q11〉など一部の例外がある）。

また、糖尿病が治らない理由の一つとして体質に大きく左右される病気だということがあります。例えば、骨折をして完治すれば、これまでと同じような生活に戻ることができますが、糖尿病の場合は、たとえ血糖値が一時的に改善しても、高血糖になりやすい体質であることは変わりません。そのため、生活習慣をもとに戻してしまえば、血糖値も戻ってしまいます。

実際、糖尿病が良くなった患者さんの中には気が緩んで運動をさぼったり、食べ過ぎたりしてしまう方がいます。すると、血糖値がリバウンドして以前よりも上がってしまうことさえあります。

これらの話を聞いて「糖尿病が治らないのであれば、生活改善をがんばっても意味がないのでは？」と思われる方がいるかもしれません。しかし、糖尿病を悪化させてしまうと、失明（Q6）や腎機能の低下（Q7）などのさまざまな合併症のリスクが高まることが分かっています。研究でも「治療を受けていないHbA1c8％以上の糖尿病患者はそうでない人と比べて、腎機能障害を有する割合が4年後に8・15倍に上昇する」[*3]という報告があります。

そこで、2021年にアメリカ糖尿病学会を中心とする専門家グループは、糖尿病の合併症のリスクを大幅に低下させる基準として「①薬物療法を行っていない状態で、②HbA1c6・5％未満が、③3ヵ月以上持続している状態」を「寛解」と定義しました（表1）。

研究によれば、「寛解に該当する患者は年に1、2回の検査と通院のみの経過観察で問題がない」[*4]と言われています。いかがでしょうか？　確かに、糖尿病は治らない病気ですが、年に1、2回の通院であれば、それほどの負担にはならないのではないでしょうか？

本書では、薬を使わずに血糖値が安定した状態である寛解を目指すために知っておきたい治療方法や食事の方法、生活習慣を最新研究とデータを根拠に紹介したいと思います。そこで、まずは糖尿病とはどのような病気なのかについてくわしく見ていきましょう。

表1　寛解の基準

①薬物療法を行っていない状態
② HbA1c 6.5% 未満
③ ①と②が 3 ヵ月以上持続している状態

Q2 糖尿病とはどんな病気でしょうか？

膵臓から分泌されるインスリンの量が減ったり、働きが弱くなったりして、血糖値が上がる病気です。これが原因で全身の血管や臓器にダメージを与えてしまいます。

みなさんは糖尿病になると「血糖値が上がる」ことをご存じだと思います。しかし、「なぜ体内で血糖が増えると良くないのか」についてはくわしく知らない方も多いのではないでしょうか？糖尿病はどのようなメカニズムで発症するのかについて解説したいと思います。

私たちは食事をする中でさまざまな栄養素を摂取します。その中でも炭水化物などの糖分を含む食べ物（糖質）を摂取すると、体内の消化酵素の働きによってブドウ糖（グルコース）へと分解されます。このブドウ糖は小腸を通して血液中に吸収され、肝臓や筋肉などの全身の細胞に運ばれていきます。そして、筋肉や肝臓に運ばれたブドウ糖は、私たちが活動するためのエネルギーとして使われ、一部はエネルギー不足に備えてグリコーゲン（エネルギー源）として蓄えられます。

このサイクルを「糖代謝」（図1）と言います。ちなみに、糖尿病はこの糖代謝の異常が原因で発症します。糖代謝が体内でスムーズに行われるためには、膵臓から分泌されるインスリンをはじめとする各種ホルモン（Q8）が適切に働いて血糖をコントロールする必要があります。

しかし、何らかの原因でインスリンの分泌量が減ったり、その働きが悪くなったりすると、血液中にブドウ糖があふれた高血糖状態が続き、ブドウ糖が血管の内側の細胞に入り込んでしまうようになります。すると、細胞を傷つける活性酸素が増えてしまい、血管にダメージを与え、やがて動脈硬化へと進行してしまうのです。

また、血液中にあふれたブドウ糖は血管の内側の細胞と結び付き、「糖化」という現象を起こすこともあります。すると、細胞が焦げ付いたような状態（AGEs）が起こり、各臓器が次第に正常に働かなくなってしまいます。この糖化の一環で腎臓や肝臓などの働きが悪くなり、重篤な病気になることがあります。

糖尿病は糖代謝の異常によって血糖値が上がり、全身の血管や臓器にダメージを与えてしまう恐ろしい病気だということがお分かりいただけたと思います。

しかし、患者さんの中には糖尿病になっても深刻に受け止めずに放置してしまったり、治療を疎かにしてしまったりするケースが後を絶ちません。では、糖尿病になると、実際に他の病気になるリスクがどれくらい上がるのか、はたまた死に直結することがあるのかについて解説したいと思います。

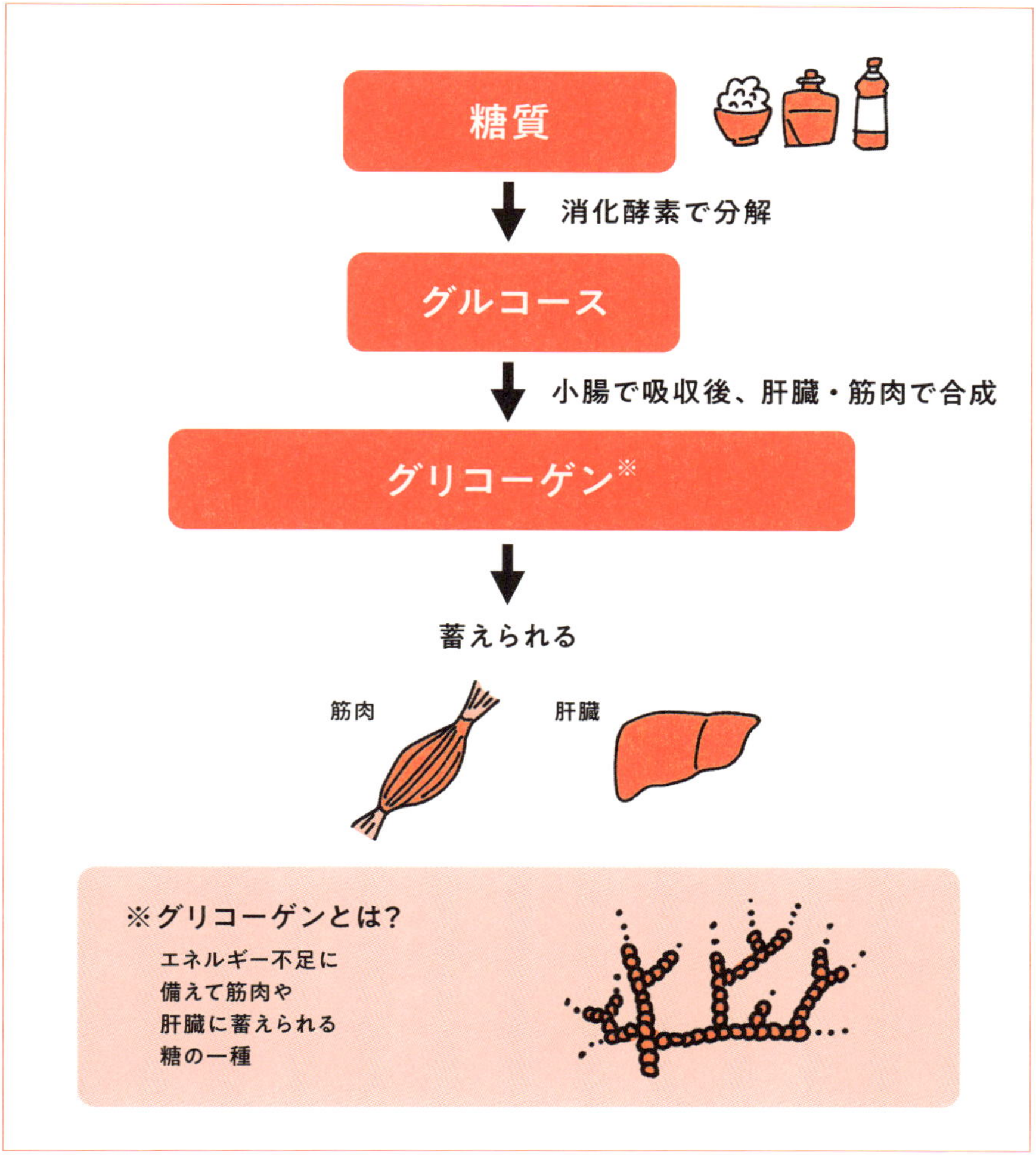

図1 糖代謝
摂取した糖質は消化酵素でグルコースに分解される。グルコースは小腸で吸収後、エネルギーとして使われ、その一部は肝臓・筋肉でグリコーゲンとして合成される。グリコーゲンはエネルギー不足に備えて貯蓄され、少しずつ使われる。

Q3 糖尿病は放っておくと死んでしまう病気でしょうか？

糖尿病は合併症が原因で命を失うことがあり、そうでない人よりも平均寿命が短いことが分かっています。そのため、早期発見、早期治療が重要です。

糖尿病は命に関わる病気だと言うと、驚かれるかもしれません。実は世界で年間（２０２１年）約６７０万人が、糖尿病が原因で亡くなっています。[*5] これは世界で5秒に1人が、糖尿病が原因で亡くなっている計算になります。では、糖尿病になると、命に関わる病気になるリスクがどれくらい上がるのかについて解説したいと思います。

最新のデータでは「日本人の糖尿病患者の平均死亡年齢は男性74・4歳、女性77・3歳で日本人の平均寿命よりもそれぞれ7・2歳、10・4歳短命だったが、前回調査よりも3・0歳、2・2歳延びている」[*6]という報告があります。データ上では糖尿病になると健康な人よりも寿命が短いことが分かっていますが、私が診ている限り、早期発見で通院を続けて血糖値のコントロールをしている患者さんは、糖尿病が悪化して死に直結するような重篤な合併症を起こすことは稀だと言えます。

これを聞いて安心する方もいるかと思いますが、ここで注意したいのが、「糖尿病が早期発見であること」「きちんと通院を続けていること」という二つの条件がついていることです。研究によると「糖尿病患者は年8%の割合で治療を中断する」[*7]ことが推定されています。したがって、現在糖尿病が軽かったとしても自己判断で通院を止めたり、薬物療法を中止したりすると、症状が進行し、やがて命に関わる病気になるリスクが高まるので注意が必要です。

糖尿病が原因の命に関わる病気として代表的なものが、突然意識を失う高血糖性昏睡です。これは薬の用法・用量を誤った時や高血糖に伴う脱水症状などによって起こります。高血糖性昏睡は放置すると、最悪の場合には死に至ることもあるので注意が必要です。

また、海外の大規模研究によれば、「2型糖尿病患者(Q11)はがんによる死亡リスクが高まる」[*8]ことが分かっています。他の研究でも「糖尿病は前立腺がんを除き、ほぼすべてのがんのリスクを上げる」[*9]ことなども分かっています。なお、糖尿病になるとなぜがんになりやすいのかについてはまだくわしく分かってはいませんが、「高インスリン血症やインスリン抵抗性(Q10)ががん細胞を増殖させるのではないか」など諸説あります。

その他の研究では、「糖尿病でない人に比べ糖尿病患者の脳卒中のリスクは約2~4倍高かった」[*10]「糖尿病はアルツハイマー型認知症に1・5倍、脳血管性認知症に2・5倍なりやすい」[*11]ことなども分かっています。

アルツハイマー型の認知症はアミロイドβという脳でつくられるタンパク質がゴミとして溜まっていき、しだいに神経細胞が侵されて物忘れが激しくなります。このアミロイドβはIDEというインスリンを分解する酵素によって分解されますが、高血糖状態にある糖尿病患者さんはIDEがインスリンの分解に使われてしまいます。したがって、糖尿病になるとアルツハイマー型の認知症が進んでしまうというわけです。

一方、脳血管性の認知症は脳血管が障害を受けて発症するのですが、糖尿病がもたらす動脈硬化によってそのダメージが大きくなると言われています。最近では認知症を伴う糖尿病を「3型糖尿病」とする流れも出てきていますので覚えておくとよいでしょう。

ちなみに新型コロナウイルスの感染拡大時には、厚生労働省から基礎疾患がある方は重症化しやすいという注意喚起が出されたことを覚えていらっしゃる方も多いかもしれません。とくに合併症が進んでいると考えられる糖尿病患者さんは白血球の働きが衰えている可能性が高く、その場合には肺炎などの感染症に対する免疫が弱くなるので注意が必要です。

このように糖尿病は健康な状態よりもさまざまな病気にかかるリスクが高いことがお分かりいただけたかと思います。とはいえ、早期発見・早期治療ができれば決して怖い病気ではありません。そこで、「糖尿病かな」と思った時にチェックしておきたい初期症状について紹介したいと思います。

Q4 糖尿病の初期症状について教えてください。

頻尿や喉の渇きなどの症状があります。

私のクリニックには、健康診断で異常を指摘された方が数多く訪れます。再検査の結果、糖尿病であることを伝えることがありますが、その際多くの方が「自覚症状がない」と言います。このように糖尿病は自分では気づきにくい病気ではありますが、前兆となるサインはないのでしょうか？

まず、糖尿病の初期症状（表2）として多いのが頻尿と喉の渇きです。糖尿病になると血液中の余剰なブドウ糖を尿として排出しようとするため、トイレの回数が増えます。頻尿は体内から水分が必要以上に排出されてしまう状態のため、喉の渇きを通常よりも感じやすくなり、脱水症状を引き起こす可能性もあります。

また、寝ても疲れがとれなかったり、十分な睡眠を取っても日中にだるくなったりするのも糖尿病の初期症状の一つです。こうした症状は糖尿病でなくても感じることがあるので異常とは思わないこともあるかもしれません。しかし、糖尿病はインスリンが減ったり、働かなくなったりすることで糖を細胞内に取り込めずに高血糖になってしまう病気です。そのため、肝臓や筋肉の細胞にエネルギーが届かず、だるさや疲労感を感じるようになることがあるのです。

傷が治りにくかったり、皮膚がかゆくなったりする場合も糖尿病を疑うきっかけになります。糖尿病は動脈硬化が進む病気のため、血行が悪くなり、傷を治すために必要な栄養素や酸素を運びづらくなってしまいます。高血糖には炎症反応を促す作用もあるので、よりいっそう傷が治りにくい状態が維持されてしまうこともあります。なお、皮膚のかゆみは糖尿病に伴う脱水による乾燥などが原因のため、水分補給に注意しましょう。

また、手足の感覚が麻痺したり、チクチクとする痛みがあったり、目のかすみがあったりする場合なども注意が必要です。男性の場合はED（勃起障害）が糖尿病と関連している場合があります。

これらは糖尿病の初期症状であると同時に合併症を発症しているサインでもあります。そこで、糖尿病の代表的な合併症についてくわしく解説したいと思います。

表2 糖尿病の初期症状

頻尿
喉の渇き・脱水症状
倦怠感・疲労感
傷が治りにくい・皮膚がかゆい
手足の感覚麻痺・チクチクした痛み
目のかすみ
ED（勃起障害）

Q5 糖尿病が進むと足を切断するって本当でしょうか？

糖尿病による神経障害が原因の傷から感染症を引き起こし、足を切断することがあります。ただし、新たな手術方法によって足の切断を回避することができる場合もあります。

糖尿病の合併症の中でもっとも多く、早く症状が出やすいのが神経障害（表3）です。みなさんの中には、糖尿病が悪化して足を切断した人の話を聞いたことがある方がいるかもしれません。実はこれは神経障害が主な原因です。しかし、なぜ神経障害で足を切断するのかについてはご存じない方が多いかと思います。そこで、神経障害の原因やメカニズムについて紹介できればと思います。

神経障害は高血糖で血行が悪くなり、動脈硬化が進んで、末梢神経に栄養分や酸素が届かなくなったり、末梢神経そのものが壊れたりすることが原因で起こります。初期段階では手足のしびれ、感覚麻痺などが起こります。また、自律神経に障害が出始めると、立ちくらみ、不整脈、下痢、便秘、ED、排尿障害などの症状を発症することもあります。

ちなみに、糖尿病が進行すると、全身の感覚が麻痺して足に傷があっても気づかなくなります。加えて、糖尿病がもたらす高血糖状態によって白血球や免疫に関する細胞の働きが低下してしまうことがあります。すると、ちょっとした傷からでも感染症を引き起こし、重症化しやすくなります。さらに、動脈硬化が重症だった場合には足が腐り、最悪の場合は切断手術をすることもあります。

しかし、最近では動脈硬化によって狭くなった血管をカテーテル治療で膨らませる「インターベンション治療」を取り入れる病院やクリニックが増えてきました。また、血流の悪い血管を迂回する通路を新たにつくるバイパス手術をすることもあります。神経障害が心配な場合には医師に相談してみるとよいでしょう。

表3 神経障害の症状

手足のしびれ
感覚麻痺
立ちくらみ
不整脈
下痢
便秘
ED
排尿障害

Q6 糖尿病が進むと失明するって本当でしょうか？

糖尿病の悪化による糖尿病網膜症が原因で失明することがあります。ただし、早期発見できれば、病気の進行を食い止めて視力を維持できます。

「最近目がかすんだり、ぼやけたりするようになったけど、年齢のせいかな？」と放置していませんか？　実は糖尿病が悪化すると糖尿病網膜症（図2）を発症し、目の網膜の毛細血管がダメージを受けることがあります。この病気は日本人の失明原因第2位と言われ、その他の目の病気も発症するリスクが高まるので注意が必要です。

糖尿病網膜症の初期段階では網膜の毛細血管にこぶができたり、出血によるシミができたりするだけで大きな影響はありません。しかし、動脈硬化が進むとダメージを受けた血管の働きが悪くなり、栄養や酸素をうまく運べない状態になってしまいます。

すると、網膜内で栄養や酸素を運ぶために急ごしらえの血管（新生血管）をつくろうとするのですが、この血管は通常の血管に比べて脆《もろ》いため、簡単に破れて出血してしまいます。その際硝子体《しょうしたい》が濁ってしまうと、視力の低下が起こり、最悪の場合は失明してしまうことがあります。

糖尿病網膜症は初期段階では自覚症状がなく、症状が進んで視力が低下してから気づくことがほとんどです。この病気になるには、糖尿病を発症してから平均7～8年かかると言われています。したがって、糖尿病を早期発見し、適切な治療を受ければ、たとえ糖尿病網膜症が見つかったとしても進行を食い止めることができます。

実は、糖尿病網膜症を発症すると、さまざまな目の病気にかかりやすくなります。例えば、糖尿病網膜症になると目の水晶体のタンパク質が変性するため、白内障が起こることがあります。また、糖尿病網膜症が進行して新生血管がたくさんできると、房水《ぼうすい》（目の中の水）がふさがれ、眼圧が上昇し、緑内障を発症することがあります。さらに、新生血管の増殖によって網膜に負担がかかり、網膜剥離が起こることもあるので注意が必要です。

初期であれば、レーザー治療によって新生血管の発生を防いだり、縮小させたりすることが可能です。また、硝子体に出血などがある重症の場合には硝子体の出血を除去したり、新生血管を除去したりする硝子体手術が行われます。大規模研究によると「糖尿病網膜症の合併は15～23[*12]%[*13]」と推定されているので、定期的に眼科を受診して眼底検査やＯＣＴ検査を受けるとよいでしょう。

糖尿病になると体のさまざまな場所に神経障害や血流障害が起こることがお分かりいただけたと思います。さらに、糖尿病の状態がかなり悪化すると、腎症を発症することがあります。なぜ、糖尿病になると腎臓の働きが悪くなるのか、これについてくわしく解説したいと思います。

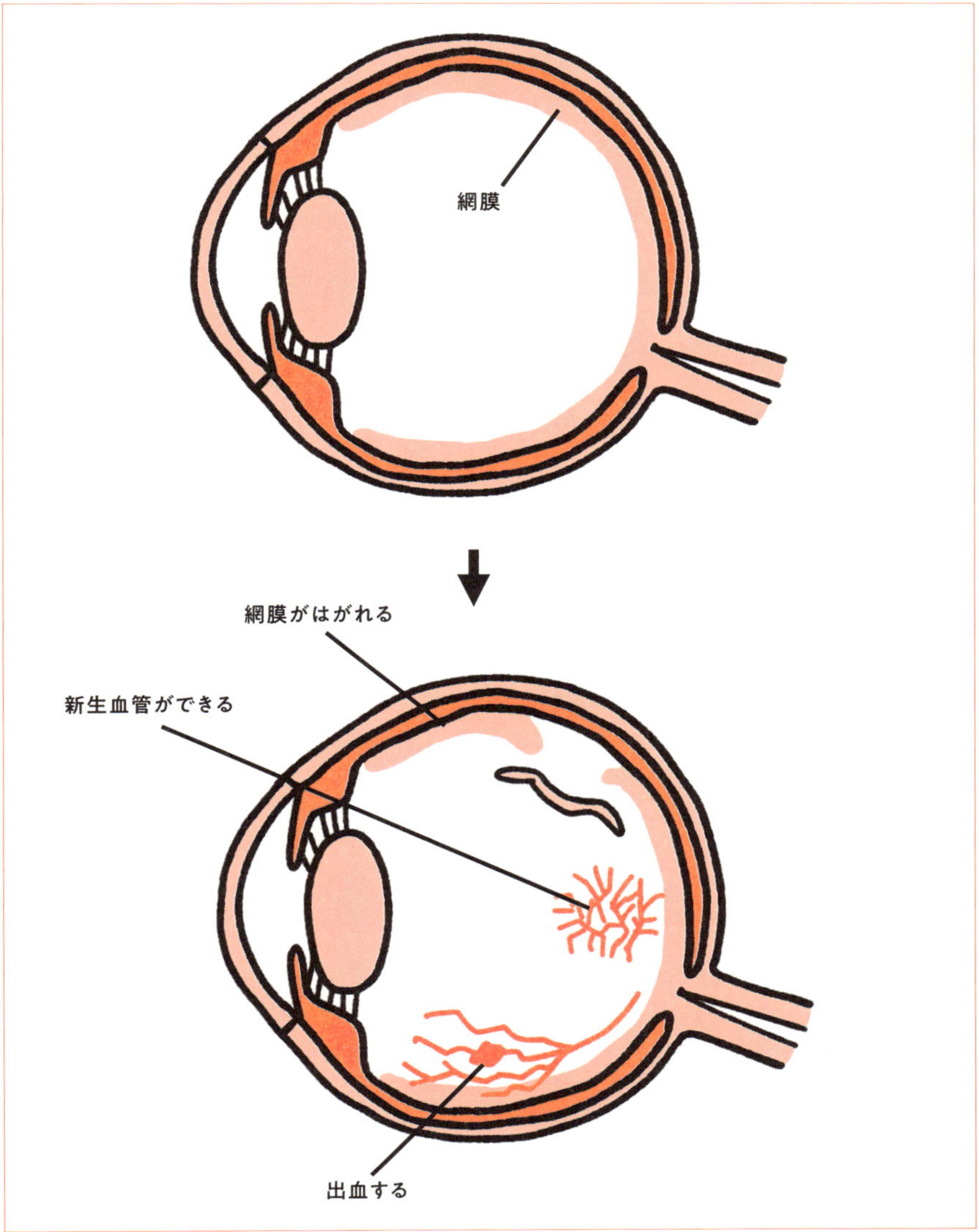

図2 糖尿病網膜症のメカニズム

Q7 糖尿病になるとなぜ腎機能が低下するのでしょうか？

MOVIE

糖尿病が原因の動脈硬化によって腎臓の糸球体の働きが悪くなり、血液中の老廃物をろ過できなくなります。症状が進むと人工透析を受ける必要があるので注意してください。

糖尿病になると全身の動脈硬化が進みます。その中でも腎臓は無数の毛細血管でできた糸球体で構成される臓器のため、ダメージを受けやすいことが知られています。なお、腎臓には糸球体がふるいのように働くことによって血液中の老廃物をろ過する機能がありますが、血糖値が高くなると、その働きが悪くなり、次第にタンパク質が漏れるようになります。さらに高血糖状態が進むと、「糖尿病性腎症」（表4）[*14]を発症し、塩分や水分も十分にろ過できなくなります。

ちなみに、糖尿病性腎症は初期段階ではまったく自覚症状がありません。10～20年の歳月をかけてゆっくりと進行し、重症になった段階でむくみやだるさ、呼吸が苦しいなどの症状が現れます。しかも、一度失われてしまった腎機能はもとに戻ることはありません。そのため、糖尿病になったら定期的な血液検査や尿検査が必要になります。

尿検査では「アルブミンというタンパク質の一種と尿中に含まれる老廃物の量を表すクレアチニン比が30mg／g以上、あるいは尿中蛋白とクレアチニン比が0・5g／g以上の場合（透析療法中あるいは腎移植後も含む）」に糖尿病性腎症と診断されます。しかし、最近では尿検査でアルブミンがほとんど検出されないタイプの糖尿病性腎症があることが分かってきました。これは腎機能の低下が見られるものの、糸球体自体は完全には壊れていない状態です。現在これらの糖尿病性腎症は「糖尿病性腎臓病」として新たに定義されています。

血液検査では、血清クレアチニンや尿素窒素の数値を、腎機能を見る指標としています。なお、血清クレアチニンの数値と年齢、性別を組み合わせることで糸球体のろ過量を示す「eGFR」（表5）を計算することができます。

ちなみに、eGFRの数値が30未満になった場合には尿検査でアルブミンが検出されるかどうかにかかわらず、糖尿病性腎症と診断されます。糖尿病性腎症になったら、タンパク質やカリウムを制限する食事療法や運動療法、血糖値を下げるために薬物療法が検討されます。

さらに、症状が進行してしまった場合には腎不全に至ります。これは自分の腎臓では余分な水分や電解質、老廃物などを除去できない状態です。eGFRの数値が20を下回ると血液透析もしくは腹膜透析といった治療を検討することになります。これらの人工透析は、週3回、1回につき4時間以上の治療と莫大な医療費が必要になります。データによると、「新規透析導入患者の42・3％が糖尿病性腎症だった[*15]」ことが分かっています。

ただ、私がクリニックで患者さんを診ている限りは人工透析の段階にまで至る方は稀です。糖尿病を軽視せず、しっかりと治療を受けていれば必要以上に心配しなくてもよいでしょう。反対に、人工透析をすることになった患者さんが糖尿病の治療を疎かにしていたかと言うと必ずしもそうとは言えないのが現実です。糖尿病性腎症は糖尿病以外にも肥満や生活習慣、体質などの複合的な原因が重なって悪化することがほとんどです。最近では血糖コントロールが適正に行われていないと、老化を引き起こす酸化ストレスが生じ、動脈硬化を促して腎障害が進むのではないかとも言われています。そのため、糖尿病だけを良くしたからと言って、必ずしも腎機能を維持できるとは限らないことを知っておきましょう。そこで、まずは糖尿病を良くするために知っておきたい発症のメカニズムについて解説したいと思います。

表4 糖尿病性腎症病期分類

病期	尿中アルブミン・クレアチニン比（UACR, mg/g）あるいは尿中蛋白・クレアチニン比（UPCR, g/g）	推算糸球体濾過量（eGFR, mL/分/1.73m^2）
正常アルブミン尿期（第1期）	UACR30未満	30以上
微量アルブミン尿期（第2期）	UACR30～299	30以上
顕性アルブミン尿期（第3期）	UACRが300以上 またはUPCRが0.5以上	30以上
GFR高度低下・末期腎不全期（第4期）	問わない	30未満
腎代替療法期（第5期）	透析療法中あるいは腎移植後	

表5 eGFRの計算式
（eGFRはQRコードを読み取り、必要事項を入力のうえチェック。日本腎臓学会Webサイトより）

性別	eGFRの計算式
男性	eGFR（ml／分／1.73㎡）＝194×血清クレアチニン値$^{-1.094}$（mg／dL）×年齢（歳）$^{-0.287}$
女性	eGFR（ml／分／1.73㎡）＝194×血清クレアチニン値$^{-1.094}$（mg／dL）×年齢（歳）$^{-0.287}$×0.739

CHECK

Q8 血糖をコントロールするホルモンについて教えてください。

血糖は血糖値を下げるインスリンと血糖値を上げるグルカゴンなどのホルモンのバランスによって正常に保たれています。糖尿病はこれらのホルモンの何らかの異常によって発症します。

糖尿病治療と言うと、インスリン療法（Q40）をイメージする方も多いかもしれません。実はこの注射は体内で分泌されるホルモンを人工的に生成したものです。インスリンは膵臓のβ細胞から分泌され、食後の血糖値を下げる働きがあります。しかし、その働きに異常が起こると、血糖が必要以上に増え、糖尿病を発症する原因になってしまうのです。

また、インスリンは肝臓の組織や筋肉と結び付き、血液からブドウ糖を運び入れたり、余分になったブドウ糖をグリコーゲンや中性脂肪へと変え、体内に蓄えたりするといった働きもしています。このようにインスリンは血糖値を下げるだけでなく、全身にエネルギーを効率的に循環させる重要な働きも持っているのです。

ちなみに、現在病院やクリニックで行われている糖尿病治療は分泌されなくなったインスリンを注射で補ったり、インスリンの働きを改善するために食事療法や運動療法を提案したりするのが一般的です。

インスリンとは反対に血糖値を上げるホルモン（表6）もあります。具体的には副腎髄質ホルモンのアドレナリン、副腎皮質ホルモンのコルチゾール、膵臓から分泌されるグルカゴンなどです。研究では「コルチゾールの分泌異常を起こすクッシング症候群が血糖値に異常をきたす頻度は70～85％前後、アドレナリンの分泌異常を起こす褐色細胞腫では60～90％になる[*16]」ことが分かっています。つまり、これらのホルモンの分泌異常が常に起こってしまうと血糖値も上がってしまうのです。

とくにグルカゴンは血糖値を上げる作用がとても大きいことで知られ、低血糖の治療薬としても用いられています。このホルモンについてはまだ解明されていないことが多いのですが、インスリンと補完し合う関係だと考えられています。

このホルモンが大量に分泌されるようになると、筋肉からはアミノ酸が、脂肪細胞からはグリセロールというアルコールの一種が分解され、これらをもとに肝臓が糖をつくり出す「糖新生」が引き起こされます。

通常グルカゴンは食事での糖質の摂取によって分泌が抑えられますが、インスリンの働きが低下する2型糖尿病（Q11）ではグルカゴンの分泌を十分に抑制できません。すると、糖新生が活発になり、食後の血糖値をさらに上昇させることになってしまいます。ちなみにグルカゴンの分泌量は個人差があるのか、生活習慣の影響もあるのかについてはまだ分かっていない部分も多くあります。そのため、参考程度にとどめていただきたいのですが、私がさまざまなデータを調べた限りでは「青魚に含まれるＤＨＡなどの油や食物繊維がグルカゴンの抑制に関係しているのではないか」と言われています。

ちなみに、コルチゾールやアドレナリンなどのホルモンの異常は、その原因となっている病気を治療すれば血糖値が改善することがほとんどです。気になる症状がある場合は医師に相談してみるとよいでしょう。

現在の糖尿病治療はインスリンの分泌や働きをコントロールすることが主な目的になっていることを紹介しましたが、インスリンに異常が起こる具体的な原因とは何なのでしょうか？　これについて解説したいと思います。

表6 血糖をコントロールするホルモン

ホルモン名	分泌する場所	血糖の変化
インスリン	膵臓	低下
グルカゴン	膵臓	上昇
アドレナリン	副腎	上昇
コルチゾール	副腎	上昇

Q9 インスリンの分泌が少なくなる原因を教えてください。

膵臓のβ細胞の働きが悪いことが原因です。β細胞の働きは人種や家族歴などの先天的な要因や生活習慣、加齢などが関係しています。

我が国では国民病と言われる糖尿病ですが、実は日本人は他の人種に比べてインスリンの分泌量が少ないということをご存じでしょうか？　白人と日本人のインスリン分泌量を比較した研究では

「白人と比べて日本人はインスリンの分泌量が少ない」[*17]ことが分かっています。その他のデータでも、日本人は他の人種と比べてインスリンの分泌自体が少ないため、糖尿病のリスクが高いことが分かっています。また、インスリンの分泌量は家族歴が関係することが知られています。糖尿病の家族歴とインスリンの分泌量の関係を調べた研究では「両親が糖尿病の場合、そうでない人と比べてインスリン分泌量が71％に低下している」[*18]ことが分かっています。

このようにインスリンの分泌量は先天的要因が大きいことがお分かりいただけたと思いますが、実はインスリンの分泌量が減る直接の原因として考えられるのが、インスリンを分泌するβ細胞の働きが悪い（図3）ことです。インスリンの分泌量が正常であれば、食後に血糖値が上がってもすぐに正常に戻りますが、β細胞の働きが悪く、インスリンの分泌が低下すると、細胞がブドウ糖をうまく取り込むことができず、血糖値の急激な上昇を招くことになります（食後高血糖）。こうした状態が続くと、β細胞が常にフル稼働することになり、さらにインスリンの分泌が減少するといった負のループに陥ってしまいます。

膵臓と同様にβ細胞は生活習慣によって衰えることが分かっていますが、それ以外に主な原因として考えられているのが加齢です。65歳以上の高齢者のβ細胞を調べた研究では「加齢に伴ってβ細胞が減少すること」[*19]が分かっています。このように加齢に伴うインスリンの分泌量の低下は避けることができませんが、筋力をつけてエネルギーを効率的に消費できる体をつくることで、血糖値の上昇を抑え、β細胞にかかる負担を減らすことができます。したがって、日々の生活の中でウォーキングなどの定期的な運動を心がけるとよいでしょう（Q23）。

β細胞の働きの悪さによってインスリンの分泌が減ることを紹介しましたが、実はインスリンが十分に分泌されていても糖尿病を発症してしまうことがあります。これについてくわしく見ていきましょう。

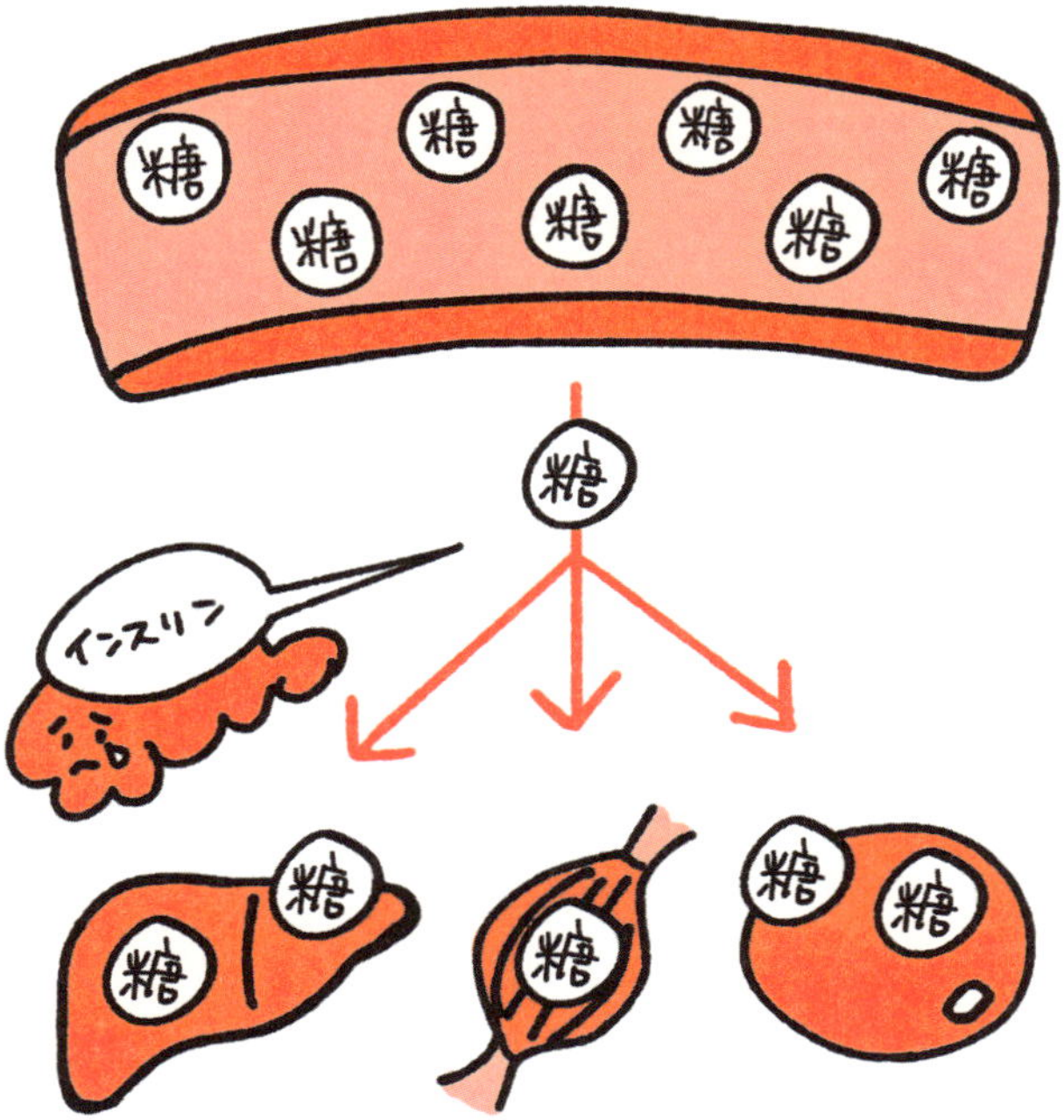

図3 インスリンの分泌低下
膵臓のβ細胞の機能が落ちてインスリンが減った結果、糖が血液の中にあふれて、血糖値が高くなる。

Q 10 インスリンの働きが弱まる原因を教えてください。

インスリンの過剰分泌が原因です。これが原因で肥満やメタボリックシンドロームになり、インスリンの働きを阻害するホルモンが働いてインスリン抵抗性が起こります。

MOVIE

インスリンが十分分泌されているのに血糖値が下がらない。実は私のクリニックの糖尿病患者さんの多くがこの状態に該当します。これはインスリンの働きが悪いために血糖のコントロールがうまくいかない状態で、この現象を「インスリン抵抗性」（図4）と言います。
インスリンは細胞膜にあるインスリン受容体と結合し、これが合図となってブドウ糖を細胞内へと運び入れます。しかし、インスリン受容体の働きが悪くなり、ブドウ糖を細胞内へと運び入れることができなくなるとインスリンの働きが弱まってしまいます。

インスリンの働きが弱まる主な原因として考えられるのが肥満です。とくに内臓脂肪型の肥満である「メタボリックシンドローム」（Q15）に該当すると、インスリンの働きを妨げる物質を放出するようになるのでインスリンの働きが弱まります。こうした背景もあり、医師は糖尿病患者さんに対し、血糖値を下げるために運動や食事制限を勧めます。しかし、私の診察経験ではほとんどの糖尿病患者さんがダイエットだけでは血糖値が下がりませんでした。

これを聞いて「肥満やメタボリックシンドロームがインスリン抵抗性の原因だと言ったじゃないか？」と疑問に思われる方がほとんどだと思います。では、いったいインスリン抵抗性の真の原因とは何なのでしょうか？

実はインスリン抵抗性の原因は肥満そのものではなく、「インスリンが出過ぎている状態」です。インスリンには血中の糖分を脂肪に変えて体に貯める働きがあるため、インスリンが過剰に分泌されると太る原因になります。つまり、インスリンの過剰な分泌が続いた結果、肥満になるだけでなく、体がインスリンをもう必要ないと認識して、さらにインスリン抵抗性が進行するのです。

その他にも、Q8で紹介したアドレナリンというホルモンがインスリンの働きを弱めることも分かっています。アドレナリンは強いストレス（Q20）を受けた時に分泌されるホルモンとして知られています。研究でも「アドレナリンの過剰分泌はインスリンの分泌を減少させるうえ、インスリン抵抗性の原因になる[*20][*21][*22]」という報告があります。

ちなみに、アドレナリンは精神的なストレスだけでなく、病気や外傷などの身体的な負担によっても分泌されてしまうので注意が必要です。したがって、糖尿病を悪くしないためにも食事や生活などに注意し、全身の健康を保つことが大切になります。

ここまで糖尿病にはインスリンの分泌量が減る場合とインスリン抵抗性が生じている場合があることを紹介しました。これらを踏まえて糖尿病の種類について解説したいと思います。

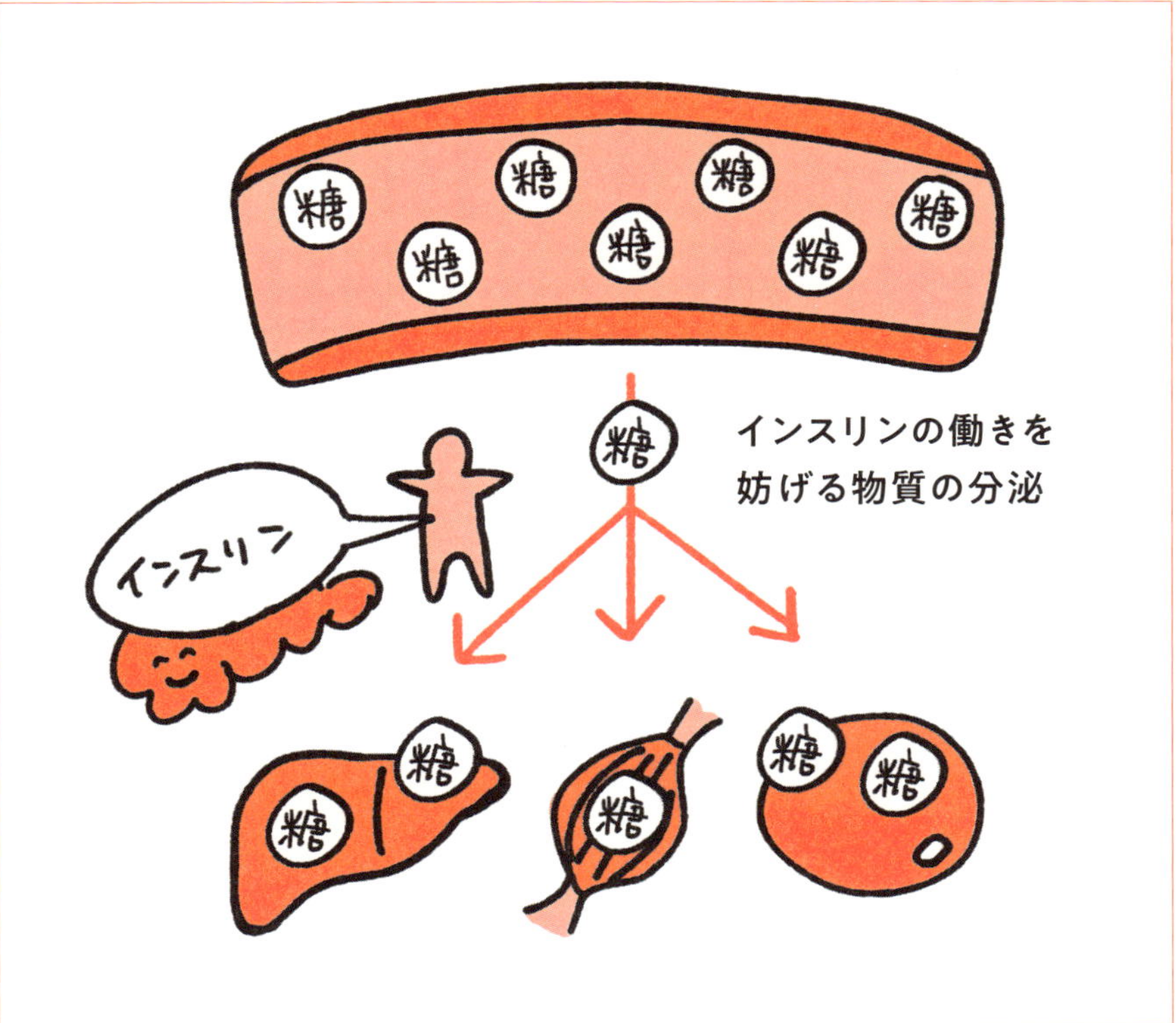

図4 インスリン抵抗性
インスリンは十分分泌されているものの、インスリンの働きを妨げる物質によってインスリンが効きにくくなり、糖が血液の中にあふれて、血糖値が高くなる。

Q11 糖尿病には種類がありますか？

糖尿病には自己免疫による1型糖尿病と、生活習慣や遺伝などによる2型糖尿病があります。それ以外にも妊娠や他の病気、薬の副作用などが原因のものもあります。

糖尿病と一言で言っても種類があります（表7）。データによると、「日本の糖尿病患者数は約1000万人、そのうち2型糖尿病が95％を占め、1型糖尿病は5％程度」[*11][*23]と言われ、それ以外にも「特定の機序、疾患によるものがわずかにある」と報告されています。さらに、糖尿病予備軍に至っては「約1000万人いる」[*23]ことから国民病と言っても過言ではありません。

まず、1型糖尿病は自己免疫異常が起こり、膵臓のβ細胞が破壊され、インスリンを分泌できなくなってしまう病気です。みなさんの中には1型糖尿病を遺伝や先天的な病気と思われている方が多いのではないでしょうか。しかし、調査によると、「両親が1型糖尿病の場合の発症率は3～5%、両親のどちらか一方が1型糖尿病の場合は1～2%[*24]」ということが分かっています。つまり、1型糖尿病の大きな要因は遺伝ではないことがお分かりいただけると思います。

実はデータ上はまだはっきりとした結論は出ていませんが、1型糖尿病になったばかりの患者さんを調べると数週間前に風邪のような症状が起きていることが分かっています。そのため、現在は1型糖尿病の多くがウイルス感染が原因で膵臓のβ細胞を破壊するのではないかと考えられています。

このタイプの糖尿病はまだ医学的に分かっていないことが多く、15歳以下の子供が発症する場合と30～50歳にかけて徐々に膵臓の細胞が破壊されていく場合があります。いずれの場合も飲み薬では血糖をコントロールできないため、インスリン注射が必要になります。

これに対して2型糖尿病は主に過食や運動不足、ストレスなどの生活習慣の乱れが重なることが原因です。膵臓自体の働きは正常であるにもかかわらず、インスリンの働きが悪くなることなどで発症します。

なお、2型糖尿病の一部は遺伝が原因になっている場合もありますが、研究によると「BMIが上昇するにつれて糖尿病リスクが上昇し、BMI35以上の高度肥満では正常体型と比べて2・5～3倍糖尿病を発症[*25][*26]」することから、肥満と密接な関係があることも分かっています。

一般的なクリニックでは食事療法と運動療法が併用され、それでも改善しない場合には薬物療法を開始します。さらに、薬物療法でも血糖コントロールができなくなった場合には、インスリン注射を打つこともあります。

その他にも他の病気や薬の副作用で血糖値が高くなってしまう「二次性糖尿病」や、インスリンの働きを弱めるホルモンが胎盤から多量に分泌されることによって発症する「妊娠糖尿病」などもわずかながらあります。

二次性糖尿病の主な原因は膵炎、肝炎、ホルモン系の疾患などです。二次性糖尿病が疑われる場合にはその原因となる病気の治療をしたり、治療薬の服用を中止・変更したりすることがあります。また、妊娠糖尿病は多くの場合、出産後に血糖値が正常化しますが、そのまま糖尿病に移行するケースや胎児に影響が出る恐れもあるので注意が必要です。この場合は医師の指示のもと血糖コントロールすることが重要になります。

ここまで糖尿病の種類について見てきましたが、糖尿病になると高血糖だけでなく、低血糖になるリスクも高まることをご存じでしょうか？　これについて解説したいと思います。

表7 糖尿病の種類

糖尿病の種類	原因
1型糖尿病	ウイルス感染などが原因の自己免疫によるβ細胞の破壊とインスリン欠乏
2型糖尿病	生活習慣の乱れなどによるインスリン作用不足
二次性糖尿病	薬剤や他の病気など
妊娠糖尿病	妊娠中の耐糖能障害

Q12 糖尿病なのに低血糖になるのはなぜでしょうか？

糖尿病の食事制限や内服薬、インスリン療法によって低血糖が起こってしまうことがあります。

糖尿病になると高血糖にばかり目が行きがちになりますが、実は糖尿病患者さんは健康な人に比べて低血糖になりやすいことが分かっています。

通常食前の血糖値は70〜１００mg／dLの範囲に保たれていますが、低血糖になると血糖値が70mg／dL未満になってしまいます。低血糖は血糖値の下がり具合によっても症状（表8）が異なり、血糖値が50mg／dL以上70mg／dL未満の軽度な低血糖の場合は冷や汗をかいたり、手が震えたり、顔色が悪くなったりします。血糖値が50mg／dL程度になると、頭痛やあくびなどの症状が現れ、50mg／dL未満になるとけいれんや昏睡状態に陥り、時には生命に危険が及ぶこともあります。

糖尿病患者さんの低血糖でとくに注意したいのが食事です。健康な人でも血糖値は食前と食後で変化しますが、糖尿病患者さんは血糖値の変動が大きい傾向にあります（Q18）。そのため、薬で治療中の糖尿病患者さんが血糖値を下げようと、必要以上に食事制限を行ってしまうと、反対に低血糖を起こしてしまうことがあります。

また、食事の際には飲酒をする方もいますが、アルコールは肝臓の働きを抑えてしまいます。そのため、肝臓からブドウ糖が放出されにくくなり、低血糖を引き起こす可能性があるので注意しましょう。

また、インスリン療法（Q40）や内服薬（Q41）の用量を間違ったり、食前に薬を飲んだり、インスリン注射を打ったりした後に食事の時間が遅れた時も血糖値が下がり過ぎてしまうことがあります。その他にも運動や入浴などによって体内のブドウ糖を消費してしまい、低血糖を起こしてしまうこともあります。

もし、これらが原因で低血糖の兆候が現れた場合には、ブドウ糖10g（砂糖20g）、またはブドウ糖を含む飲料水を150～200ml程度飲むようにするとよいでしょう。

表8 血糖値別の低血糖の症状

血糖値	症状
70以上100mg/dL未満	正常
50以上70 mg/dL未満	冷や汗、手の震え、顔色が悪くなるなど
50 mg/dL未満	頭痛、あくび、けいれん、昏睡状態

Q 13 糖尿病と歯が関係するって本当でしょうか？

糖尿病と歯の健康は密接な関係があります。毎日の口腔ケアをお勧めします。

MOVIE

糖尿病と歯が関係していると言うと意外に思われる方がいるかもしれません。研究によれば「医師の指導のもと2型糖尿病患者が口腔ケアを行ったところ血糖値が改善した」[*27]ことが分かっています。また、最近の研究では「歯周病が悪化すると糖尿病が進行する」[*28]という報告もあり、医師の中には「歯周病は糖尿病の合併症だ」と言う方もいます。

ちなみに、歯周病とは、細菌の感染によって歯肉や歯を支える骨が溶けてしまう病気です。歯周病を起こす細菌の多くは「グラム陰性菌」と呼ばれる細菌群で、歯周ポケットの清掃が不十分になるとこの細菌が付着し、歯肉の周辺が炎症を起こします。この細菌が出す毒素は非常に強力なため、細菌の付着を放置してしまうと体内に入り込んでしまいます。こうした事態を防ぐため、私たちの体は免疫の働きによって細菌を排除しようとしますが、歯周病になると歯の組織が脆弱になり、歯肉から出血しやすくなるため、細菌がさらに入り込みやすい環境が整ってしまうのです。

こうした状態が続くと、免疫の働きによってインスリンの働きを阻害する物質をつくり出すことになります。すると、治療をしていても血糖のコントロールがうまくいかない状態になってしまいます。研究では「歯周病で生じる物質が肥満で生成されるインスリンの働きを阻害する物質と同じである」[*29]ことが分かってきました。つまり、歯周病に感染しているだけで、肥満の人と同様に糖尿病を悪化させるリスクがあるというわけです。

したがって、血糖をコントロールして糖尿病を良くしたいと思っている方は、1日3回の歯磨きと歯間ブラシの併用でプラーク（歯垢）を除去するようにしましょう。ちなみに、私は歯ブラシのヘッドの部分が小さいものを使っています。これによって細かいところまで歯を磨けるのでお勧めです。なお、歯間ブラシは歯肉を傷つけないワックスコート加工されているものを選ぶとよいでしょう。また、定期的に歯科医に通院し、歯石を除去することも歯周病予防につながります。

ここまで糖尿病のメカニズムについて解説してきましたが、糖尿病を良くするためには具体的にどのように生活を改善すれば良いのでしょうか？　次章ではこれについて解説したいと思います。

column 1

エビデンスレベルとは何か？

みなさんも一度は専門家が「エビデンスがある」もしくは「エビデンスがない」と発言しているのを聞いたことはありませんか？　医療の世界で「エビデンス」とはどういうことかと言うと、「科学的な証拠がある」という意味で使われています。実はこのエビデンスにはレベルがあります。

もっともエビデンスレベル（図5）が高いのは「メタアナリシス」「システマティック・レビュー」です。これらは複数の研究を集めて、統計的に解析する方法です。この結果をもとに医師の診療の指針となる「治療ガイドライン」などがつくられます。

2番目にレベルが高いのが、「ランダム化比較試験」（ＲＣＴ）の結果です。これは治療の効果測定でよく使われる手法になります。例えば、介入群（治療薬を投与する群）と対照群（治療薬を投与しない群）をランダムに分けて、新しい治療薬などの効果を検証する時に使われます。

3番目のレベルは「コホート研究」と呼ばれる「観察研究」です。これはある集団を追跡調査して、疾患の発生や予防などに影響を与える要因を明らかにする研究方法です。

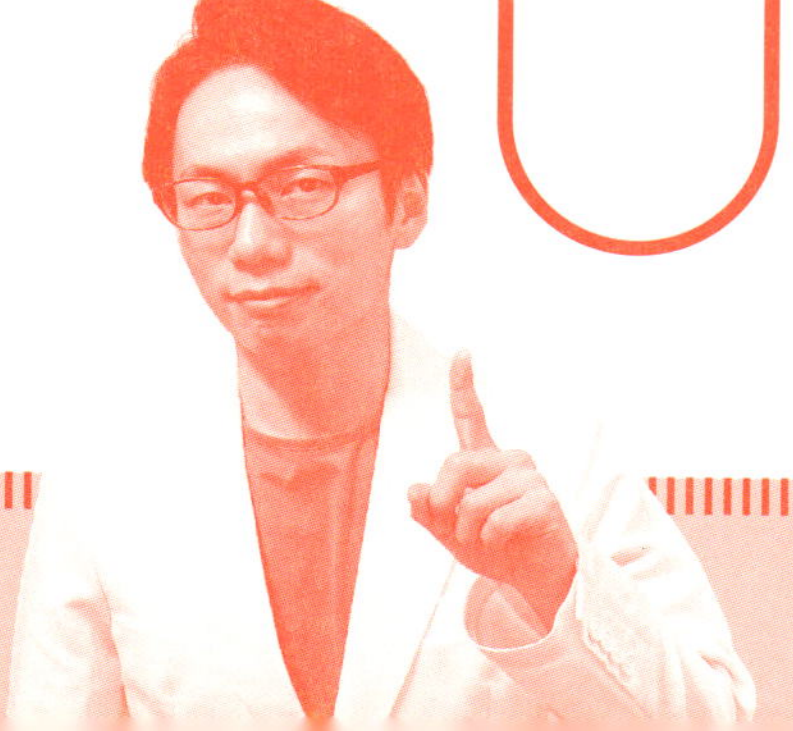

4番目のレベルが「症例報告」と言って、1人もしくは複数の患者の治療結果や、珍しい治療法の効果を報告したものです。さらに、一番下に「専門家の意見」「動物研究の結果」があります。

ちなみに、医療でエビデンスがあると言うのは、メタアナリシスの結果があることを指し、現在はこれが最適の治療法だという意味で使われます。とはいえ、エビデンスレベルが低いものに価値はないのかと言うとそういうわけでもありません。

医師として患者さんを診察していると、エビデンスのある治療法を選択しても、病状が改善しないことによく遭遇します。そんな時は今の治療法に固執せず、自分以外の専門家の意見や、過去の症例報告を参考にして、治療法を変更することもあります。

したがって、エビデンスがあると言われる治療法のすべてが必ずしも正解という意味ではありません。10人の患者さんがいれば、7、8人の患者さんに効果がある一方で、残りの2、3人には効果がないという結果がほとんどです。

確かにエビデンスがあるものは王道の治療法ですが、全員がその方法で良くなるわけではありません。場合によってはエビデンスレベルの低い治療法であっても患者さんにとって有益であれば、検討するのが医師として正しいスタンスだと私は思います。本書ではみなさんの参考になるように根拠となる論文のエビデンスレベルをつけています。しかし、これらはあくまで論文の信頼度となりますので参考程度に考えていただければと思います。

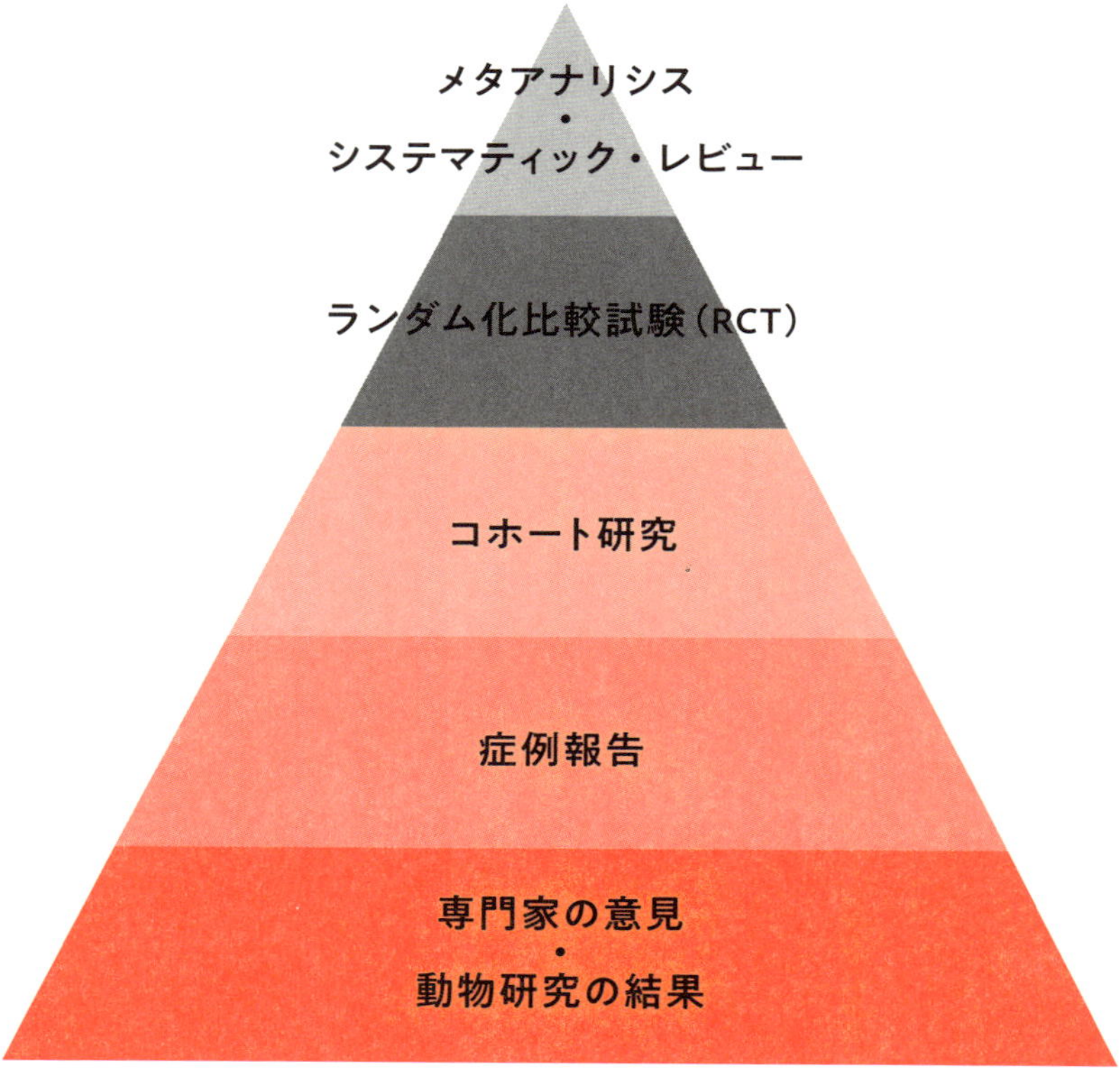

図 5　エビデンスレベル

本書で紹介する研究のエビデンスレベルは以下の通りとなる。

レベル A　複数のランダム化比較試験、またはメタアナリシスで実証されたデータ
レベル B　一つのランダム化比較試験、または非ランダム化比較研究で実証されたデータ
レベル C　レベル B より劣るが、一定のデータがあるもの
レベル D　参考程度にとどめておくべきデータ

第 2 章

生活編

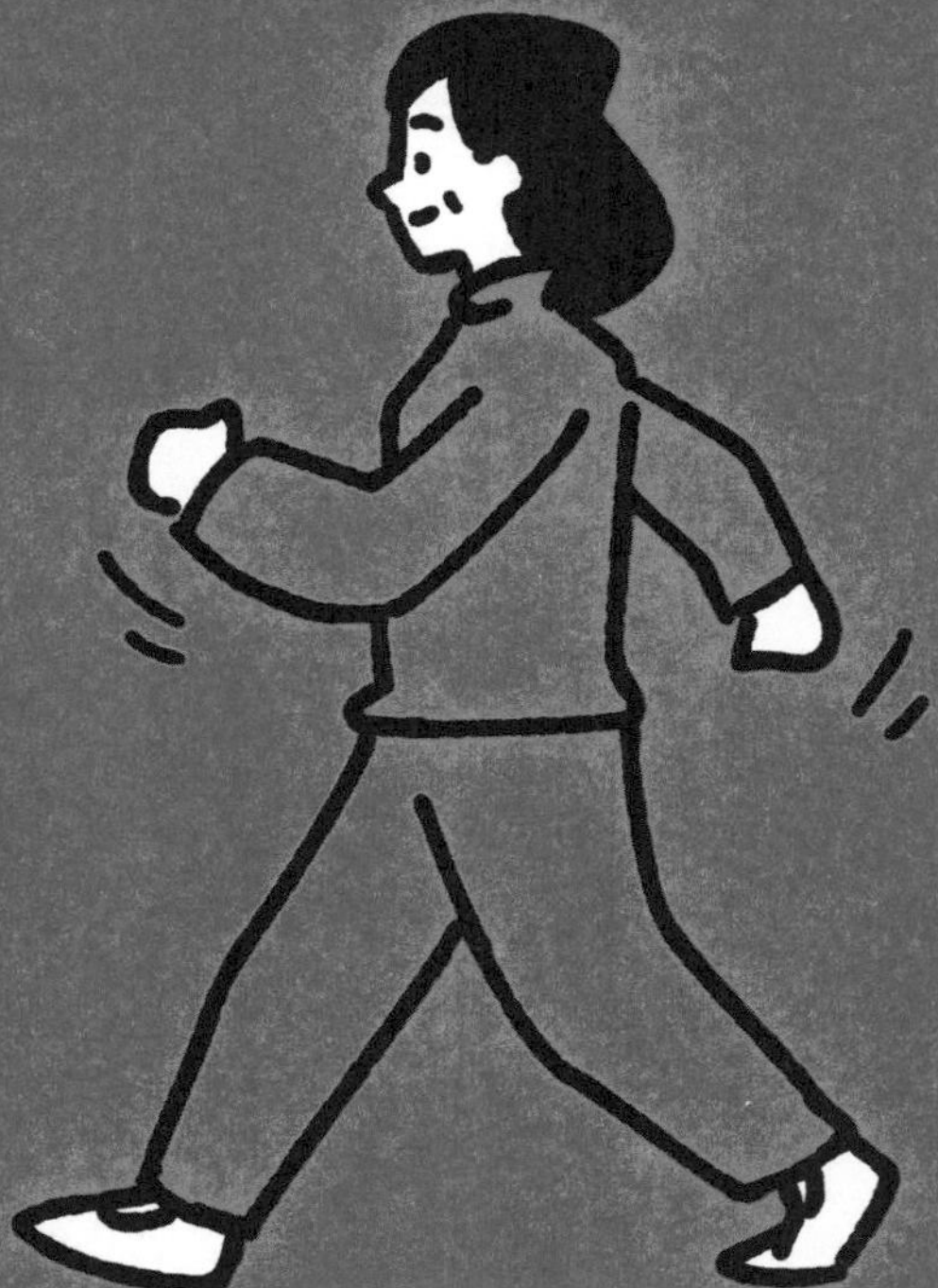

Q14

糖尿病を良くするために自分でできることを教えてください。

血糖値の変動を把握し、食事、生活習慣のチェックをすることが大切になります。ただし、手順を間違えないように注意してください。

糖尿病は定期的な通院が必要になりますが、医師による診療だけでなく患者さん本人も努力することが治療の結果につながる病気です。しかし、糖尿病を良くしようと思うが余り、Ｗｅｂ上や雑誌などにあふれる根拠のない健康情報を鵜呑みにして、かえって糖尿病を悪化させてしまう患者さんを私は何人も見てきました。そこで、毎年３０００人以上の患者さんを診察する私がお勧めした

MOVIE

い「糖尿病を克服する5つのステップ」（薬に頼らず糖尿病を克服する5つのステップ、表9）を紹介したいと思います。

まず、第一ステップは「現在の自分の糖尿病の状態を正確に知る」ことです。この場合の現状の把握とは、現在のＨｂＡ１ｃと空腹時・食後の血糖値、薬の処方内容、身長・体重・体脂肪率になります。このステップでは治療のスタート地点や現在に至るまでの状況をしっかりと見極めることによって、あなたに合った糖尿病の克服法を見つけることになります。

ちなみに、糖尿病と一口で言っても治療を始めたばかりの方もいれば、数十年にもわたって治療を続けている方もいます。したがって、現在に至るまでの状況にも個人差があり、把握に時間がかかる方もいるかもしれません。しかし、まずは第一のステップに時間をかけることこそがその後の治療の成否を決めると言っても過言ではありません。加えて、糖尿病になったばかりの方は現状をしっかりと把握することで最短のルートで糖尿病治療を進めることができます。焦らず、しっかりと現状の把握に努めてください。

第二ステップは「日常生活の確認」です。具体的には起床・就寝時間や睡眠時間、朝・昼・夜の食事時間のチェックになります。糖尿病は血糖値が上がりやすい体質が一因で発症する病気です。そのため、生活習慣を短期間変えただけでは血糖値はなかなか下がりません。本格的な体質改善には数ヵ月の時間がかかることを覚えておきましょう。なお、生活改善と言うと、自分の生活リズムを崩してまでがんばる患者さんがいますが、糖尿病は長期にわたって治療が続く病気です。治療を継続するためにも初めのうちは自分のできる範囲にとどめ、生活スタイルを大きく変えないようにしてください。本書では、最新の研究やデータを根拠に論文のエビデンスレベルをつけているので参考にしてみてください。

第三ステップは、「リブレで血糖値の変動をチェックする」ことになります。これは血糖値の変動を「見える化」し、糖尿病の自己管理をサポートするツールです。最近では糖尿病患者さんの間でもリブレの有用性が知られてきていますが、多くの方が第一と第二のステップを疎かにしていきなりリブレを使おうとします。しかし、リブレは現在の自分の状況や血糖値のデータを踏まえたうえで活用しなければ血糖値の改善効果が見込めないことがあります。

また、リブレの血糖値の変動に翻弄されて極端な食事制限をしたり、突然激しい運動をしたりするようでは生活改善や治療が長続きしないことにも注意してください。そこで、本書はまず糖尿病の治療のポイントを一通り押さえてから、第5章のリブレの活用方法やケーススタディを参考に生活習慣を改善できるように構成しているので参考にしてみてください。

第四ステップは「食事の見直し」になります。食事を見直す際は、まず第三ステップのリブレを用いた血糖値の変動チェックを2週間行います。しっかりと血糖値と食事の関係性を観察し、それらをもとに食事の内容を見直し、数ヵ月継続します。とくに糖質を摂取した時は急激に血糖値が上がるので、初めて血糖値のデータを見た方はびっくりして食事を制限したくなってしまうかもしれませんが、必ず今の自分の状態で何をどのぐらいの量食べれば血糖値がどれくらい上がるのかをチェックしてください。

さらに、「1日の中で血糖値がどのぐらい変わるのか」「自分の血糖値がいつピークを迎えるのか」「どの時間帯に一番血糖値が低くなるのか」などといったポイントも生活改善の際に役立ちます。本書の巻末には、リブレを用いた生活改善のケーススタディをつけているので参考にしてみてください。

最後の第五ステップは「糖尿病治療のスタート地点の血糖値と最新の血糖値のチェック」になります。必ず血糖値がどれくらい下がったのかを実際に目で見て確認するようにしてください。たとえ、目標よりも血糖値が下がっていなかった場合でも「自分の力でこんなに変われたんだ」と努力を認めてあげましょう。今後治療や生活改善を続けていくうえでの自信につながるはずです。

私自身の経験を振り返ると、研修医時代に仕事のストレスから８kgも太ってしまったことがありました。このままではいけないと思っていろいろなダイエットを試してみましたが、なかなか結果が出ませんでした。でも、このうまくいかない時期があったからこそ最終的には一つの方法を信じて継続することが大切だと気がつきました。そして、患者さんがなかなか治療を続けられない気持ちも自分事として理解できるようになったのです。

この５つのステップにはそうした私自身の経験も取り入れています。これらを踏まえていけば、必ず糖尿病を克服できる日がくるはずです。焦らずじっくりと取り組んでいきましょう。

表９ 糖尿病を克服する５つのステップ

ステップ	やるべきこと
1	現在の自分の糖尿病の状態を正確に知る
2	日常生活の確認
3	フリースタイルリブレで血糖値の変動をチェックする
4	食事の見直し
5	糖尿病治療のスタート地点の血糖値と最新の血糖値のチェック

Q 15
糖尿病に良い体型はありますか？

肥満やメタボリックシンドロームは糖尿病のリスクを高めます。
体型の目安としては肥満度を表すＢＭＩ22程度を維持するといいでしょう。
ただし、体脂肪率に異常がないかについてもチェックすることが大切です。

EVIDENCE LEVEL
B[31]

Q10で紹介した通り、糖尿病と肥満は密接な関係があります。したがって、糖尿病になったら、定期的に体重や体脂肪率を測って肥満に該当しないかチェックすることが大切になります。一般的に肥満度はＢＭＩ（表10[*30]）という数値で判断され、体重（kg）÷（身長〈m〉×身長〈m〉）で計算します。例えば、身長１８０cm、体重70kgであれば、70÷（１・８×１・８）＝21・６となります。

なお、ＢＭＩは18・５以上25未満であれば普通体重、18・５未満なら低体重で25以上の場合は肥満と判定されます。ちなみに、研究でも「ＢＭＩが22程度だと糖尿病のリスクが減った[*31]」という報告があるのでＢＭＩは22程度を目安にしてみるとよいでしょう。

また、とくに内臓脂肪型肥満である「メタボリックシンドローム」（表11[*30]）は糖尿病を発症するリスクを高めると言われています。メタボリックシンドロームは、「ウエスト周囲径の増大で評価される内臓脂肪蓄積があり、血圧、血糖値、脂質のうち二つ以上が基準値から外れる」と診断されます。研究でも「メタボリックシンドロームに該当すると2型糖尿病の発症リスクは約3倍に上昇する[*32]」という報告があります。では、いったいメタボリックシンドロームの何が原因で糖尿病を発症することになるのでしょうか？

メタボリックシンドロームになると、腹部に内臓脂肪が溜まるようになりますが、実はこれが原因でアディポカインという物質が分泌されるようになり、インスリンの働きが阻害されてしまうのです。加えて、インスリンの働きを高めるアディポネクチンという物質の分泌も減少してしまうので注意が必要です。研究でも「脂肪細胞が肥大化するほど、アディポネクチンの分泌が減り、アディポカインの分泌が増える[*33][*34]」ことが分かっています。

また、糖尿病は体脂肪率とも密接な関係があります。研究によれば「BMIが正常な人の40％以上が体脂肪率が高値である『隠れ肥満』だ[*35]」ということが分かっています。このようにBMIが正常というだけで糖尿病リスクが下がるわけではありません。

一般に健康的とされる体脂肪率の目安は「男性10％以上20％未満、女性20％以上30％未満」と言われているので、体脂肪計付きの体重計などで定期的にチェックしてみるとよいでしょう。

糖尿病と肥満や体脂肪率などが関係することがお分かりいただけたかと思います。しかし、これらに該当しない場合でも糖尿病になってしまう方が一定数います。これにはどのような原因があるのでしょうか？　そのことについて解説したいと思います。

表10 BMIと肥満度

<table>
<tr><th>BMI（kg/m^2）</th><th colspan="2">判定</th></tr>
<tr><td>BMI< 18.5</td><td colspan="2">低体重</td></tr>
<tr><td>18.5 ≦ BMI < 25</td><td colspan="2">普通体重</td></tr>
<tr><td>25 ≦ BMI < 30</td><td colspan="2">肥満（1度）</td></tr>
<tr><td>30 ≦ BMI < 35</td><td colspan="2">肥満（2度）</td></tr>
<tr><td>35 ≦ BMI < 40</td><td rowspan="2">高度肥満</td><td>肥満（3度）</td></tr>
<tr><td>40 ≦ BMI</td><td>肥満（4度）</td></tr>
</table>

表11 メタボリックシンドロームの診断基準
（『肥満症診療ガイドライン2022』P18、表3-1をもとに作表）

<table>
<tr><td rowspan="3">必須項目</td><td rowspan="3">内臓脂肪蓄積</td><td rowspan="2">ウエスト周囲径</td><td>男性≧ 85cm</td></tr>
<tr><td>女性≧ 90cm</td></tr>
<tr><td>内臓脂肪面積</td><td>男女ともに≧ $100cm^2$
に相当</td></tr>
<tr><td rowspan="5">選択項目
3項目
のうち
2項目以上</td><td rowspan="2">脂質異常</td><td rowspan="2">トリグリセライド値
かつ／または
HDL-C値</td><td>≧ 150mg/dL</td></tr>
<tr><td>< 40mg/dL</td></tr>
<tr><td rowspan="2">血圧高値</td><td rowspan="2">収縮期血圧かつ／または
拡張期血圧</td><td>≧ 130mmHg</td></tr>
<tr><td>≧ 85mmHg</td></tr>
<tr><td>高血糖</td><td>空腹時血糖値</td><td>≧ 110mg/dL</td></tr>
</table>

Q 16

痩せているのに糖尿病になりました。なぜでしょうか？

肝臓に中性脂肪が溜まる脂肪肝や全身の筋肉不足などが原因として考えられます。果糖や糖質の過剰摂取、運動不足に注意してください。

EVIDENCE LEVEL

C[38]

MOVIE

糖尿病は生活習慣病と言われます。そのため、太っていたり、甘いおやつが好きだったり、ほとんど運動をしなかったりする人が発症するイメージがないでしょうか？　しかし、患者さんの中には標準体重でメタボリックシンドローム（Q15）にも該当しない方が大勢います。研究によれば「標準体重に比べて痩せている女性のほうが耐糖能障害の割合が約7倍高かった」[*36]ことも分かっています。つまり、糖尿病の原因は肥満以外にもあることがお分かりいただけるかと思います。

まず、糖尿病には遺伝的要因があります。Q9で解説したように家族歴も糖尿病のリスクとなります。研究によると「父母をはじめとして第2度近親（祖父母、孫、おじ、おば、おい、めい）までに糖尿病の家族歴がある場合はリスクが高まる」[*37]ことが分かっています。第2度近親内に糖尿病患者がいる場合は、将来の発症リスクに備えて日常生活に注意するとよいでしょう。

また、糖尿病の多くは2型糖尿病でインスリンの効きが悪いことが多いのですが、1型糖尿病や糖尿病の治療を20年以上続けていたり、内服薬を3～4剤飲んでいたりする場合にはインスリンの分泌が少ないこともあります。すると、食事を摂っても血液中のブドウ糖が筋肉に取り込まれづらくなります。こうなるとエネルギーの不足分を補おうとして体脂肪や筋肉中のタンパク質が分解され、痩せていってしまうこともあります。つまり、痩せているから糖尿病にならないとは一概には言えません。

さらに筋肉量が少ないことも糖尿病の発症リスクを高めます。とくに広背筋や大腿筋といった大きな筋肉は、食後に増えた血糖を真っ先に消費する働きを持っており、これらの筋肉が衰えると血糖値が上がる原因になります。研究によると「痩せ型の糖尿病患者の約7割が大腿筋の筋肉量が少ない」[38]ことが分かっているので注意してください。若い頃と比べて体重が変わっていないという方もただ筋肉が落ちて脂肪が増えているだけのこともあります。心配な場合はInBodyという計測器で一度筋肉量を測り、筋肉量が少なくなっている場合は適度な運動（Q23）をしてみるとよいでしょう。

その他にも中性脂肪が肝臓に蓄積する「脂肪肝」（図6）になると、糖尿病のリスクが高まることが分かっています。研究では「人間ドック健診では脂肪肝の割合が約30％」[39]「2型糖尿病患者の脂肪肝を合併する割合は45％だった」[40]ことが分かっています。なお、脂肪肝は自覚症状がなく、有効な治療薬もありません。そのため、放置されがちですが、肝硬変や肝臓がんのリスクを高めるので注意が必要です。

脂肪肝は文字通り脂肪の摂り過ぎが原因だと思われる方も多いかもしれません。しかし、その原因は炭水化物などに含まれる糖質の過剰摂取です。とくに注意したいのが果糖（フルクトース）の摂取です。通常糖質は筋肉や各臓器で利用されなかった余剰分が脂肪に変えられて肝臓に蓄積していきます。しかし、果糖は肝臓のみでしか代謝できないため、ダイレクトに脂肪として蓄えられてしまうのです。

研究によると「1日の総摂取エネルギーのうち25％をグルコースから摂取したグループとフルクトースから摂取したグループを比較すると、10週間後にはフルクトース群のほうが約3倍も内臓脂肪（脂肪肝）が増加していた」[41]ことが分かっています。脂肪肝が進行すると、インスリンの働きを阻害する物質が発生し、インスリン抵抗性も高まるので注意してください。

脂肪肝の有無はCTやエコー検査による画像診断や、血液検査のALT(GPT)、AST(GOT)、γ-GTPやコリンエステラーゼの項目の数値に異常がないかで確認することができます。もし、脂肪肝を指摘された場合には、炭水化物の過剰摂取や果物、果糖が含まれたジュース、菓子などの摂取を意識的に控えるようにするとよいでしょう。

痩せているのに糖尿病になる原因について見てきましたが、現在の糖尿病の状態を確認するには血糖値を定期的に測ることが大切です。そこで、糖尿病の基準値について見ていきましょう。

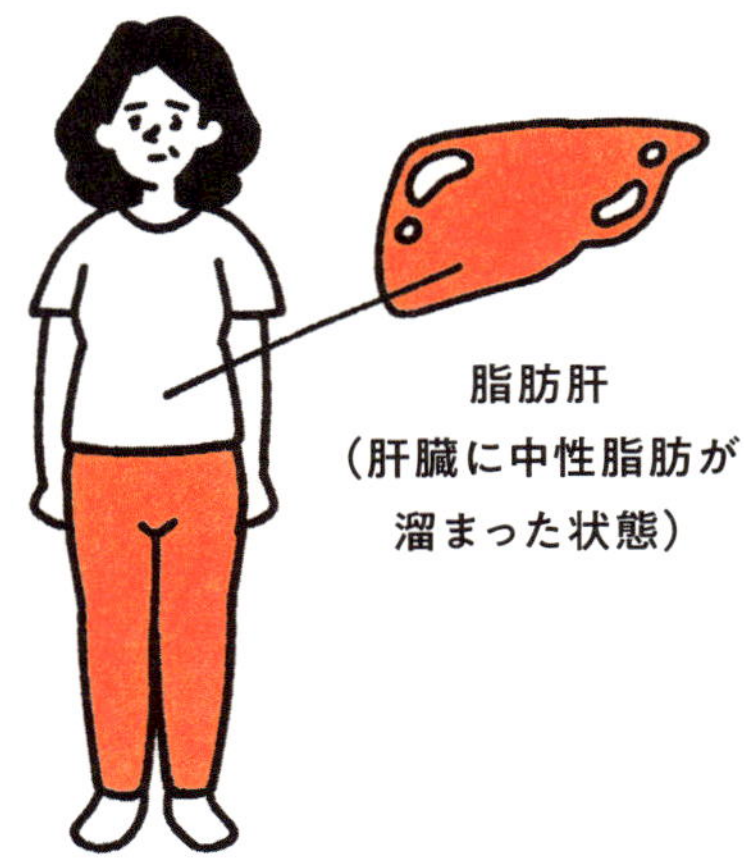

図6 糖尿病と脂肪肝
生活習慣などによって中性脂肪が蓄積してしまうと、
インスリンを阻害する物質が発生し、
糖尿病を発症することがある。

Q
17

生活改善するうえで指標となる糖尿病の基準値を教えてください。

空腹時血糖値は１００mg／dL未満で正常、１００mg／dL以上、１１０mg／dL未満で正常高値、１２６mg／dL以上で異常、ＨｂＡ１ｃは５・６％未満で正常、６・５％以上で異常と診断されます。その他にもいくつかの基準があります。

MOVIE

糖尿病になると、定期的に通院して血糖値を測ることになりますが、この検査にはいくつかの種類があることをご存じでしょうか？　生活改善をするうえでも毎日の血糖値を意識することは大切です。血糖値とはそもそも何なのか、検査の数値が何を示しているのかについて解説します（表12）。

血糖値とは「血液中に含まれているブドウ糖の濃度」を指します。正常であれば食事をしていても70～１４０mg／dLの範囲に収まります。ちなみに、健康診断や通院時の検査では、「10時間以上食事を摂らないで朝食も抜く」ように言われることがあります。これは血糖値が食事によって大きな影響を受けやすいため、結果にばらつきが出ないようにするという理由があります。

なお、血糖値の検査には、先述の「空腹時血糖値」の検査の他に空腹時に75ｇのブドウ糖を飲み、30分後、１時間後、２時間後に血糖値を測る「75ｇ経口ブドウ糖負荷試験」、時間や条件を問わずに測定する「随時血糖値」の検査があります。

ちなみに、空腹時血糖値は１００mg／dL未満で正常、１２６mg／dL以上で異常とされます。また、１００mg／dL以上、１１０mg／dL未満を正常高値と言い、これに該当する場合は糖尿病予備軍のため注意が必要です。75ｇ経口ブドウ糖負荷試験では２時間値が１４０mg／dL未満で正常、２００mg／dL以上で異常、随時血糖値は１４０mg／dL未満で正常、２００mg／dL以上で異常となります。しかし、これらの血糖値は一時的なもので食事や生活習慣の変化に影響を受けます。そのため、血糖値だけでは糖尿病の状態を正確に評価することはできません。

そこで、これらの数値とともに糖尿病の診断に用いられるのが「ＨｂＡ１ｃ」です。これは「血液中のヘモグロビンという赤血球に含まれるタンパク質がどのくらい糖と結合（糖化）されているかを測る指標」です。血液中に糖が多くなるとこの糖化反応が促進され、数値が上昇します。

ちなみに、ＨｂＡ１ｃは「過去１～２ヵ月の血糖値の平均レベル」を示します。この数値は食事や生活の短期間の変化で影響を受けることはありません。そのため、数値の本格的な改善には継続的な生活習慣の改善が必要になることを覚えておきましょう。

一般的な糖尿病治療では、ほぼすべての医師がこのＨｂＡ１ｃを下げるために薬を処方したり、食事制限や運動指導などを行ったりしています。ＨｂＡ１ｃは５・６％未満で正常、６・５％以上で異常となり、７％以下であれば、糖尿病の合併症の悪化を防げると考えられ、８％を超えると重症と判断されます。

ただし、ＨｂＡ１ｃはあくまで血糖値の平均点でしかなく毎日の血糖値の変動を見たものではありません。そのため、血糖値を効率的に下げるのであれば本書の後半で紹介するリブレを活用した血糖コントロールを行うとよいでしょう。なお、健康診断で空腹時血糖値あるいはＨｂＡ１ｃが異常とされた場合には病院やクリニックで精密検査を受けることになります。

糖尿病の基準値について解説しましたが、糖尿病とは程遠いと思われるＨｂＡ１ｃの数値の人でも、実は食後の血糖値が基準値を大幅に超えていることがあります。その原因について解説します。

表12 糖尿病の検査値

検査値の種類	検査の内容	正常値	異常値
HbA1c	過去1～2カ月の血糖値の平均レベル	5.6% 未満	6.5% 以上
空腹時血糖値	10時間以上食事を摂らない空腹時の血糖値	100mg/dL 未満	126mg/dL 以上
75g 経口ブドウ糖負荷試験による血糖値（2時間値）	空腹時に75gのブドウ糖を飲み、30分間、1時間、2時間後に測った血糖値	140mg/dL 未満	200mg/dL 以上
随時血糖値	時間や条件を問わずに測った血糖値	140mg/dL 未満	200mg/dL 以上

Q18

食後に血糖値を上げる血糖スパイクって何ですか？

血糖スパイクはインスリンの働きが弱まり、食後の血糖値の上昇を抑えられないことが原因でインスリンの大量分泌が起こり、血糖値が急降下してしまう現象です。健康な人でも血糖スパイクが起きており、この状態が続くと将来糖尿病になるリスクが高まるので注意が必要です。

健康診断などでは、空腹時の血糖値（Q17）を測ることになります。そのため、空腹時の血糖値ばかりに目が行きがちになりますが、実は糖尿病治療では食後の血糖値の変動も大変重要になります。そこで、糖尿病患者さんと健康な人の実際の血糖値データを見ながら、これについて解説したいと思います。

健康な人（図7）、初期の糖尿病患者（図8）、7年通院している糖尿病患者（図9）、糖尿病が進んだ糖尿病患者（図10）の血糖値を比較すると、食前に血糖値が下がり、食後に上昇のピークを迎える傾向は一致しています。しかし、糖尿病患者さんは食後に血糖値が急上昇し、急激に下がるといった血糖値の乱高下を起こしているのが分かります。さらに糖尿病が進んだ場合には常に高血糖状態が維持されます。

これらはインスリン自体は分泌されているものの、その働きが弱まっているため、血糖値を下げようとインスリンが大量に出過ぎてしまっていることを示しています。すると、通常であれば1～2時間かけて緩やかに下降していくはずの血糖値が急降下してしまうのです。こうした血糖値の乱高下を「血糖スパイク」と言います。

この血糖スパイクは糖尿病患者だけに起こっていると考えられていましたが、アメリカの研究では「健常者57人を持続血糖モニターで調べたところ、24％の症例が血糖スパイクを起こし、境界型もしくは糖尿病型のレベルまで血糖値が上がっていた[*42]」ことが分かりました。

例えば、食後に頻繁に眠気に襲われたり、夕方になると体がだるくなったり、15時～17時の間に無性に甘い物を食べたくなったりするなんてことはありませんか？　こうした条件に当ては

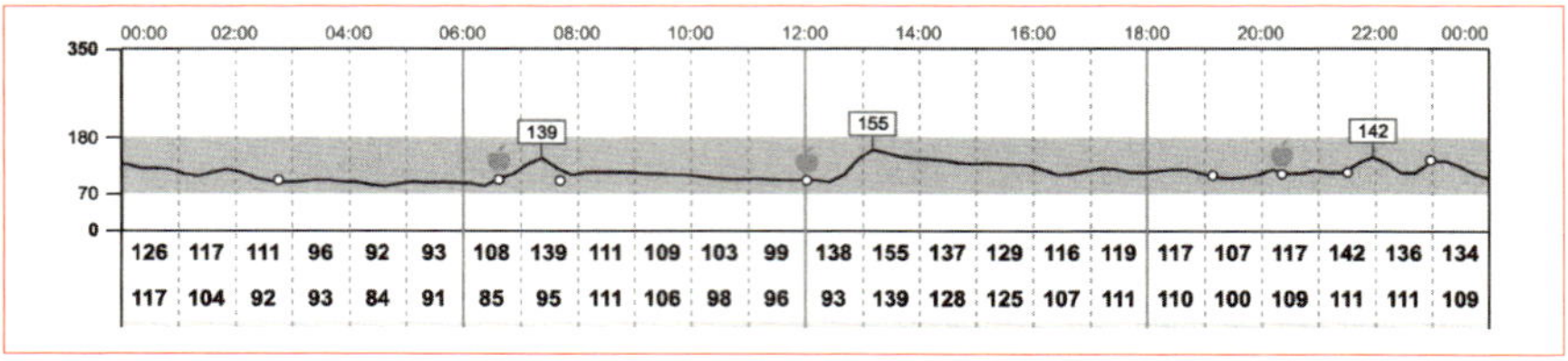

図７ 健康な人の血糖値の変動

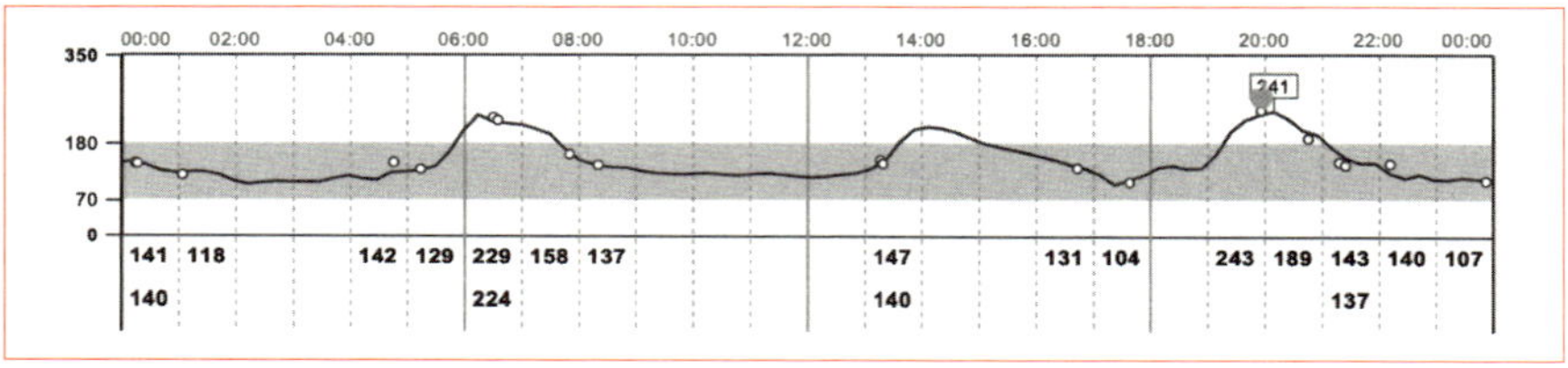

図８ 初期の糖尿病患者の血糖値の変動

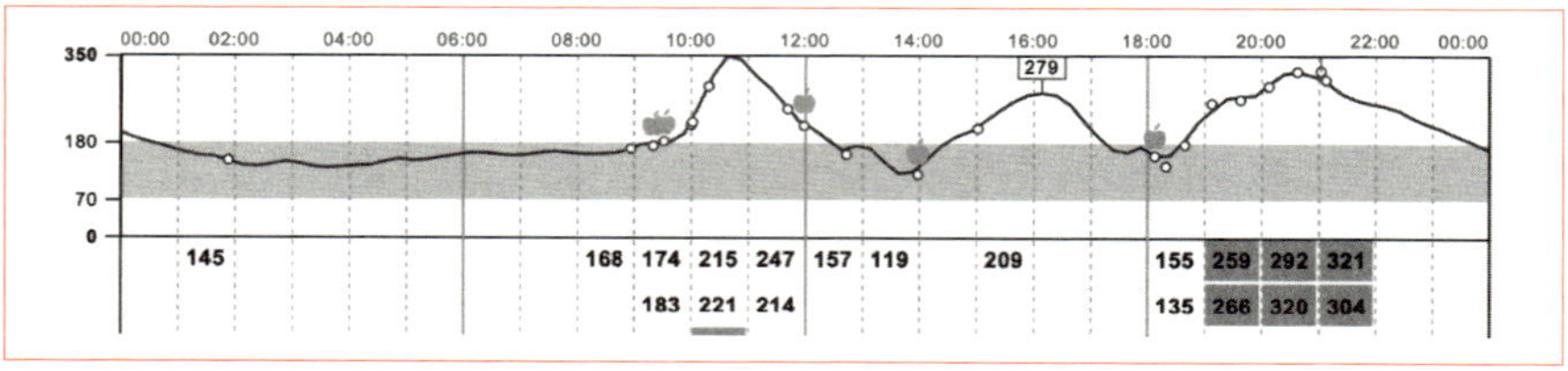

図９ ７年通院している糖尿病患者の血糖値の変動

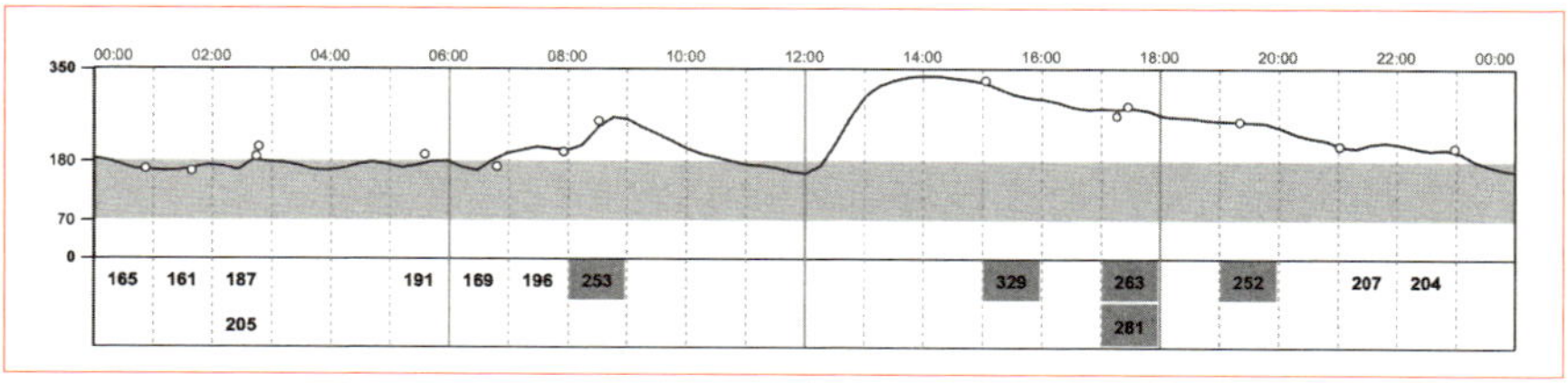

図10 糖尿病が進行して血糖値が高止まりした患者の血糖値の変動

※図のリンゴマークは食事を摂ったことを表す。

まる場合は血糖スパイクが起こっている可能性が高く、将来的に糖尿病を発症する可能性があるので注意が必要です。その他にも血糖スパイクが起こるとアレルギーを引き起こすことも分かっています。研究によると、「生まれながらの食品アレルギー患者が低糖質の食事を取り入れた結果、アレルギーが改善した」[*43]という報告もあります。ちなみに副腎皮質ホルモンのコルチゾールは血糖値を上げる以外にも免疫やアレルギー反応をコントロールする役割を持っています。しかし、血糖スパイクが起こるとコルチゾールが適切に働かなくなるのではないかと推測されています。

糖尿病と血糖スパイクの関係についてお分かりいただけたと思います。実は、病院やクリニックの検査では、血糖スパイクが起こっているかどうかを調べることはできません。しかし、最近は1日の血糖値の変動をチェックできるリブレの登場によって自分で血糖スパイクが起きているかをチェックできるようになりました。本書で紹介する5つのステップを踏まえて、後半で解説するリブレを用いた糖尿病克服法を実践してみましょう。

ここまで血糖値が乱高下する血糖スパイクを紹介しましたが、血糖値は時間帯でも変動することをご存じでしょうか？　これについて見ていきます。

Q 19 寝ている時間の血糖値が重要だと聞きました。なぜでしょうか？

MOVIE

夜間の血糖値を測ることで血糖値のベースラインを知ることができます。また、夜間の低血糖や食事をしていない時間に血糖値が上がっていないかなどについてもチェックできます。

血糖値は食後に急上昇しますが、時間帯によっても大きく変動します。とくに血糖値の変動をチェックしてほしいのが、寝ている時間帯です。実はこの夜間の血糖値の変動を知ることこそあなたの糖尿病の原因を突き止めるうえで重要になると言っても過言ではありません。その理由を二つ紹介したいと思います。

まず、一つ目は「寝ている時間の血糖値を測ることで血糖値のベースラインを知ることができる」ということです。通常であれば、食後の血糖値は2~3時間かけて徐々に食前の数値まで戻っていきますが、糖尿病になると、インスリンの働きが弱まったり、分泌量が少なくなったりするため、4~5時間もかかることがあります。そこで、就寝時間帯になってから血糖値を測るようにすると、食事の影響を受けていない状態の血糖値を測ることができるのです。

二つ目は「寝ている間に血糖値が下がり過ぎていないかをチェックできる」ということです。「血糖値が下がっているのなら良いのでは？」と思われる方がいるかもしれませんが、研究によると、「睡眠中の低血糖の約70％が自覚症状がなく、患者自身も低血糖を起こしていることを理解していない[*44]」ことが分かっています。

実は、夜間の低血糖はかなり危険です。低血糖状態を解消しようと血糖値を上げるホルモンが大量に分泌されるため、その反動で早朝の血糖値が大幅に上昇してしまうことがあります。

こうした場合は、朝食で糖質の多い食事をするとさらに血糖値が上がってしまうので注意が必要です。また夜間の低血糖が疑われる場合は薬やインスリンが効き過ぎているか、夕食の糖質が多く、寝ている間に血糖スパイクが起こっている可能性があります。そのため、薬や食事の見直しをする必要性も出てきます。

さらに、早朝の血糖値の上昇には思わぬ落とし穴があります。例えば、この状態で空腹時の血糖値を測ったとしましょう。すると、医師は血糖値を下げる薬が効いていないと判断してさらに強力な血糖降下薬を処方してしまうかもしれません。その結果、夜間の低血糖がさらに悪化して、ますます悪循環に陥ってしまうということが考えられるのです。したがって、夜間の低血糖は命の危険をもたらす恐れがあるので、注意してください。

三つ目は「食事をしていないのに血糖値が上がることがないかをチェックできる」ということです。実は人間の体内では早朝の4〜7時までの間にコルチゾールやアドレナリンといったホルモンが大量に分泌されることが分かっています。とくにアドレナリンは血圧や心拍数を上げて活動のリズムをつくり出す大切なホルモンですが、血糖値も上げてしまいます。

これを「暁現象」と言い、健康な人はインスリンの分泌量も増えるので血糖値が大幅に上昇することはありません。しかし、糖尿病が進行すると暁現象を抑えられるほどインスリンが働かなくなるので血糖値が上がってしまい、空腹時血糖の数値も上がってしまうのです。

暁現象で血糖値が上がる背景にはインスリン抵抗性があるため、肥満や脂肪肝の解消や筋力アップといった体質改善をすると血糖値も安定していきます。夜間の血糖値に異常がある方は試してみるとよいでしょう。

ここまで寝ている間の血糖値の変動のチェックが大切なことを解説しました。ぜひ本書を参考にリブレを活用して血糖値の変動をチェックしてみてください。ちなみに、血糖値は環境によっても大きく左右されることをご存知でしょうか？　これについてくわしく見ていきましょう。

Q20 糖尿病にストレスは良くありませんか？

ストレスを感じると、コルチゾールやアドレナリンといったホルモンが増え、血糖値を上げてしまうので注意が必要です。六つのストレス対策を参考にしながらストレスを解消しましょう。

EVIDENCE LEVEL B[46]

MOVIE

糖尿病に関わらず、「病気はストレスが原因だ」とよく言われます。実際、仕事などでストレスを感じている糖尿病患者さんは疲れやすくなったり食べ物を摂り過ぎたりしてしまうようで、症状を悪化させてしまう傾向があります。実はそうした目に見えないストレスが体内で血糖値を上げる環境をつくってしまうことをご存じでしょうか？

人間はストレスを感じると、コルチゾールやアドレナリンといった血糖値を上げる作用のあるホルモンを分泌するようになります。すると、脂肪や筋肉などを分解して肝臓で糖新生が引き起こされるため、血糖値がさらに上昇してしまうのです。実際に、「ストレスが慢性化すると、うつ病の発症が増え、さらに糖尿病が悪化するという悪循環になる」[*45]ことが分かっています。さらに研究では「うつ病の高齢の女性は、2型糖尿病やインスリン抵抗性の頻度が2倍に上昇する」[*46]という報告もありました。また、カナダの女性を9年間追跡した調査では「仕事のストレスが多い人はそうでない人と比べて2倍も糖尿病を発症するリスクが上がる」[*47]ことも分かりました。

とはいえ、ストレスは主観によるところが大きく、見える化するのは難しいものです。そこで、お勧めしたいのが厚生労働省の職業性ストレス簡易調査票（57項目、表13[*48]）です。もし、このチェックシートをやってみて、Bの「心身のストレス反応」の合計点数が77点以上、あるいはAの「仕事のストレス要因」とCの「周囲のサポート」の合計点数が76点以上かつBの「心身のストレス反応」の合計点数が63点以上の場合は高ストレス者に該当するので注意が必要です。

さらに、高ストレス者に該当した場合に紹介したいのがアメリカ糖尿病学会の「六つのストレス対策」（表14）です。これは「環境を変える」「運動をする」「休養を取る」「趣味を持つ」「腹式呼吸をする」「専門家に相談する」といった六つの対策をとることによって、ストレスによる糖尿病の発症、悪化を防ぐ目的でアメリカ糖尿病学会が考案しました。ちなみに、この場合の「環境を変える」とは人間関係を見直す、職場を変えるなど、自分を取り巻く環境を変えることを指します。つまり現在の生活にストレスを感じているのであれば、生活スタイルを変えてみることが大切だということです。例えば、通勤ルートを変えたり、出勤時間を早めたりするだけでもかまいません。また、みなさんがご存じなように、適度な運動（Q23）や十分な睡眠（Q21）などによってもストレス解消効果がもたらされます。ストレスを感じているなと思ったら、いつもより睡眠時間を増やしてみたり、休日に趣味の時間を設けたり、ウォーキングやランニングなどの有酸素運動をしてみたりするとよいでしょう。また、腹式呼吸（Q25）には副交感神経を優位にする作用があります。私も人前で話す時や、YouTube動画を撮影する前は必ず腹式呼吸をしてから臨むようにしています。リラックス効果を実感していますので試してみてください。

最後の専門家に相談することについては、日本ではあまり馴染みがないかもしれません。アメリカでは心の健康が体の健康と同様に重要視されています。そのため、日頃の悩みを心理カウンセラーに相談するのが一般的です。もし、日常生活にストレスを感じるようであれば、一度心療内科に相談してみるのもお勧めです。心療内科医があなたに合ったストレスを和らげる方法を提案してくれるはずです。気軽に相談してみるとよいでしょう。

表14 アメリカ糖尿病学会の「六つのストレス対策」

環境を変える
運動をする
休養を取る
趣味を持つ
腹式呼吸をする
専門家に相談する

表13 職業性ストレス簡易調査票（57項目、ストレスが高いほうを4点、低いほうを1点とする）

A．あなたの仕事についてうかがいます。最もあてはまるものに○を付けてください					
No.	項目	そうだ	まあそうだ	ややちがう	ちがう
1	非常にたくさんの仕事をしなければならない				
2	時間内に仕事が処理しきれない				
3	一生懸命働かなければならない				
4	かなり注意を集中する必要がある				
5	高度の知識や技術が必要なむずかしい仕事だ				
6	勤務時間中はいつも仕事のことを考えていなければならない				
7	からだを大変よく使う仕事だ				
8	自分のペースで仕事ができる				
9	自分で仕事の順番・やり方を決めることができる				
10	職場の仕事の方針に自分の意見を反映できる				
11	自分の技能や知識を仕事で使うことが少ない				
12	私の部署内で意見のくい違いがある				
13	私の部署と他の部署とはうまが合わない				
14	私の職場の雰囲気は友好的である				
15	私の職場の作業環境（騒音、照明、温度、換気など）はよくない				
16	仕事の内容は自分にあっている				
17	働きがいのある仕事だ				

B．最近1か月間のあなたの状態についてうかがいます。最もあてはまるものに○を付けてください。					
No.	項目	ほとんどなかった	ときどきあった	しばしばあった	いつもあった
1	活気がわいてくる				

2	元気がいっぱいだ				
3	生き生きする				
4	怒りを感じる				
5	内心腹立たしい				
6	イライラしている				
7	ひどく疲れた				
8	へとへとだ				
9	だるい				
10	気がはりつめている				
11	不安だ				
12	落着かない				
13	ゆううつだ				
14	何をするのも面倒だ				
15	物事に集中できない				
16	気分が晴れない				
17	仕事が手につかない				
18	悲しいと感じる				
19	めまいがする				
20	体のふしぶしが痛む				
21	頭が重かったり頭痛がする				
22	首筋や肩がこる				
23	腰が痛い				
24	目が疲れる				
25	動悸や息切れがする				
26	胃腸の具合が悪い				

27	食欲がない				
28	便秘や下痢をする				
29	よく眠れない				

C．あなたの周りの方々についてうかがいます。最もあてはまるものに○を付けてください。

No.	項目	非常に	かなり	多少	全くない
	次の人たちはどのくらい気軽に話ができますか？				
1	上司				
2	職場の同僚				
3	配偶者、家族、友人等				
	あなたが困った時、次の人たちはどのくらい頼りになりますか？				
4	上司				
5	職場の同僚				
6	配偶者、家族、友人等				
	あなたの個人的な問題を相談したら、次の人たちはどのくらいきいてくれますか？				
7	上司				
8	職場の同僚				
9	配偶者、家族、友人等				

D．満足度について

No.	項目	満足	まあ満足	やや不満足	不満足
1	仕事に満足だ				
2	家庭生活に満足だ				

Q 21 糖尿病に良い睡眠時間を教えてください。

7時間程度の睡眠を目安にしてください。ただし、睡眠は長過ぎても短か過ぎても糖尿病に悪影響を及ぼす恐れがあるので、注意しましょう。

EVIDENCE LEVEL C[53]

MOVIE

日本は世界第9位の糖尿病大国ですが、「世界的に見ても睡眠時間が少ない国」として知られています。ちなみに、OECD（経済協力開発機構）加盟国30カ国の調査によれば「日本人の平均睡眠時間は7時間22分で、世界でもっとも睡眠時間が少ない[*49]」ことが分かっています。

また、糖尿病の発症リスクと睡眠時間の関係性を調査したデータでは「睡眠時間が5時間以下のグループは7時間以上のグループと比較して糖尿病発症リスクは5・37倍になった」[50]という報告があります。つまり、睡眠時間が短いというだけでも糖尿病には良くないのです。そこで、糖尿病と睡眠の関係性や適切な睡眠時間について紹介したいと思います。

まず、睡眠と血糖値の関係について言えば、血糖値は寝ている間に下がるという前提があります。そのため、睡眠時間が短くなると、血糖値が下がり切らない状態で朝を迎えてしまい、高血糖の状態が続いてしまいます。なお、睡眠不足になると血糖値を上げるコルチゾールなどのホルモンが分泌されやすくなります。このホルモンは体がストレスを感じると副腎という臓器からたくさん分泌されるようになります。すると、グルカゴン（Q8）と同様に肝臓に作用して糖新生が起こり、いくら生活改善をしても血糖値が下がりにくい体質になってしまうのです。

さらに、睡眠時間が短くなると食欲が増えるホルモンが分泌されることが分かっています。研究では、「睡眠時間が短くなると食欲を増やすホルモンが増え、食欲を抑えるホルモンが減る」[51]という報告があります。食欲が増えると、肥満の原因となり、糖尿病を発症するリスクも高まるので注意が必要です。

これとは反対に、睡眠時間が長過ぎてしまっても糖尿病の発症リスクを上げることが分かっています。研究でも「9時間以上睡眠時間がある場合、日中の活動不足による消費エネルギーの低下から糖尿病の発症リスクを上げる」[52]という報告があります。

また、睡眠時間が多い方は二度寝をしている傾向がありますが、コルチゾールは目覚める1～2時間前から急激に分泌され始めます。そのため、二度寝をしてしまうとコルチゾールを長時間分泌し続ける状態になってしまい、血糖値を上げてしまうこともあります。

ここまでの解説で睡眠時間は長くても短くてもいけないことがお分かりいただけたかと思いますが、適切な睡眠時間はいったいどれくらいなのかという疑問をお持ちの方もいるかと思います。45歳以上の成人を対象にした研究では「睡眠時間が5・5時間未満あるいは5・5時間～6・5時間未満と短い人は睡眠時間が7時間～7・5時間の人に比べてそれぞれ1・53倍、1・25倍糖尿病リスクが高かった[*53]」という報告があります。

さらに、アメリカ睡眠学会でも「毎日7時間は睡眠を取る」（図11）ことを推奨しています。したがって、睡眠時間は7時間を一つの目安とするとよいでしょう。

ここまで糖尿病に良い睡眠時間について解説しましたが、睡眠は量だけでなく、質も大切です。そこで、質の良い睡眠を取るために心がけておきたい習慣を解説したいと思います。

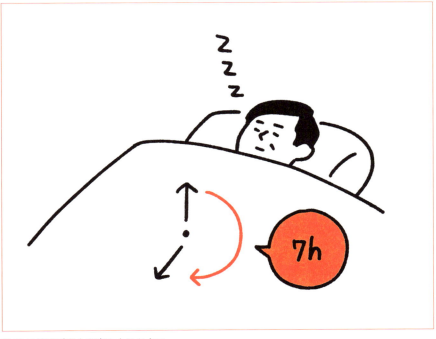

図11 7時間睡眠を目安にするとよい。

Q 22

糖尿病に良いお風呂の入り方はありますか？

就寝2時間前に38〜40度、10分間程度の入浴を目安にしてください。

EVIDENCE LEVEL D[54]

糖尿病になったら睡眠時間の確保だけでなく、質の高い睡眠を取ることも大切です。そこで、重要になるのが入浴（図12）です。研究によると「湯船に入浴する頻度が高い糖尿病患者はBMI、血圧、HbA1cの数値が改善した[*54]」という報告もあります。実は入浴には、「骨格筋への血流が良くなるのでインスリン感受性が良くなる」などの作用があることが分かっています。では、糖尿病になったら具体的にどのような入浴方法が良いのでしょうか。

まず、大切になるのが入浴タイミングです。人間には体温が下がると眠くなるという性質があり、入浴してすぐに床につくのはお勧めできません。入浴後1〜2時間経つと体温が下がってくるので、必ず就寝の2時間前に入浴するようにしましょう。なお、入浴時間は10分間程度を目安にして長時間の入浴は予期せぬ低血糖や脱水症状に伴う高血糖を引き起こす可能性があるので控えましょう。

入浴の際にもう一つ押さえておきたいのがお湯の温度です。38～40度程度のお風呂に入ると、副交感神経が優位になり、ストレスホルモンの分泌も減るため、血糖値が上がりにくくなります。これとは反対に熱過ぎるお風呂は、交感神経が優位になり、アドレナリンの分泌が増えて血糖値が上がりやすくなるので注意してください。

ちなみに、最近のブームの影響もあり、サウナに入る方も多いかと思います。サウナをはじめとする温熱療法は入浴と同様に「2型糖尿病患者のHbA1cと血糖値を改善する」[*55]という報告もあります。しかし、糖尿病患者さんには、脱水による高血糖や、神経障害による知覚鈍麻で足を火傷するなどのリスクが伴うため、必ず医師に相談してから入るようにしてください。ここまで糖尿病に良い入浴方法について見てきましたが、血糖値を下げるためには運動も重要になります。では、どのような運動が良いのかについて見ていきたいと思います。

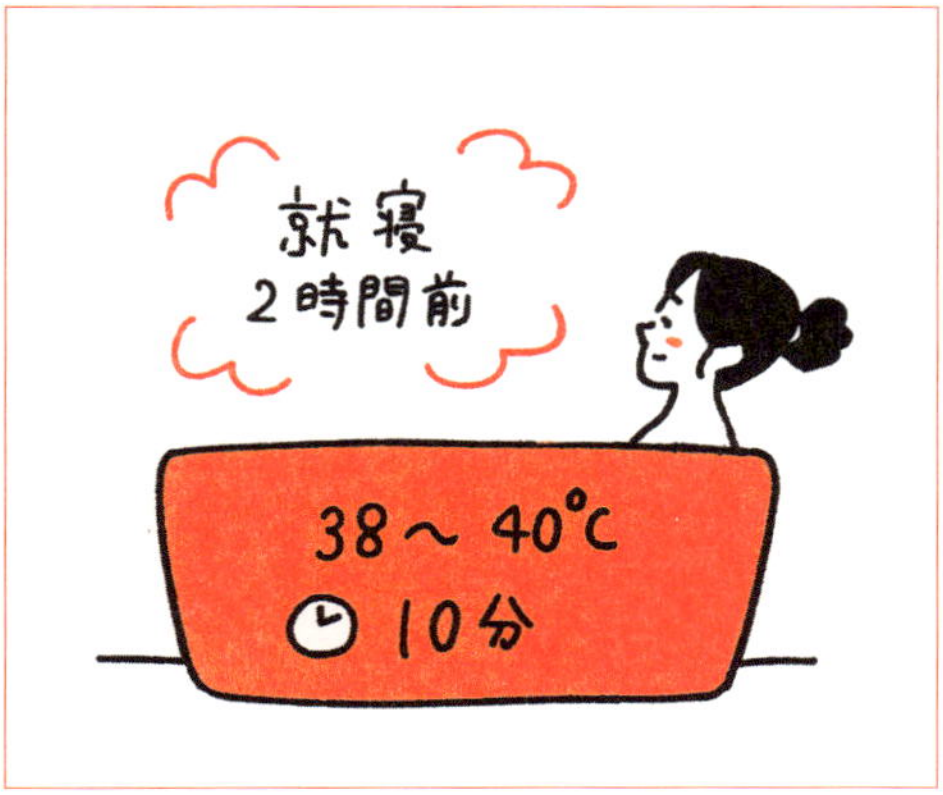

図12 就寝2時間前に38～40度、10分間程度の入浴を目安にする。

Q23 血糖値を下げる運動はありますか？

EVIDENCE LEVEL
B[56]
MOVIE

食後15分間以内に15分間のウォーキングをするのがお勧めです。時間がなければ、7秒スクワット、タオルを使ったエアープルダウン、踏み台昇降をやってみてもよいでしょう。

糖尿病と診断されると医師から日常生活に運動を取り入れるように提案されるかと思います。しかし、病院やクリニックで教えられた運動をしてもほとんどの方が「なかなか血糖値が下がらない」と感じているのではないでしょうか？　そこで、私のクリニックの患者さんに実際に教えている血糖値が劇的に下がる運動方法を紹介したいと思います。

私はクリニックに訪れた糖尿病患者さんには必ず「食後15分間以内にウォーキングする」ことを勧めています。その効果を裏づける研究として、毎食後15分間以内に15分間歩く生活を60日間続けたグループと1日1回朝食前にまとめて45分間歩く生活を60日間続けたグループの比較では、「毎食後15分間ウォーキングをしたグループが60日後にHbA1cが1%近く下がった」[*56]という報告があります。ただし、この研究では「朝食前の空腹時に45分間ウォーキングしたグループではHbA1cは改善していなかった」ことや「食後30分間以上経ってから運動を始めると効果がない」ことも分かっているので注意してください。

この運動を続けていると徐々に下半身の筋肉が鍛えられ、筋肉量も増えていきます。すると次第に血糖を効率的に消費できる体質に変わっていくので、毎日コツコツ続けてみるとよいでしょう。

とはいえ、みなさんの中には仕事や用事などで「毎食後15分間以内に15分間のウォーキングなんてできないよ」という方がいるかもしれません。

そこで、ウォーキング代わりに手軽にできる運動を三つ紹介したいと思います。まず、一つ目は「7秒スクワット」（図13）です。具体的な手順は、5秒間かけてゆっくりと膝を曲げ、太ももが地面と平行になるぐらいまでしゃがみます。そして、その状態を2秒間キープしてから、ゆっくりと立ち上がるといった動作を繰り返します。研究では、「スクワットを3セット（1セット10回）を目安に行うと血糖値が下がる」[*57]ことが分かっています。このスクワットを行うと大腿筋を効果的に鍛えられるのでお勧めです。

二つ目は「エアープルダウン」です。この運動は大きな筋肉である広背筋を鍛えることができ、デスクワークが原因の肩こりや姿勢の改善などにも効果的です。またこの運動は肩甲骨の間にある褐色脂肪細胞を刺激し、ダイエットの効果もあります。具体的な手順ですが、椅子に腰掛けた状態で肘を曲げ、手を両耳の横に置きます。そして、両手をY字のように左右に大きく広げていきます。これも1セット10回3セットを目安に行ってみましょう。ちなみに、エアープルダウンはタオルを使うと簡単にできます（図14）。肩幅より広くタオルを握り、胸を張るだけでも効果があります。私がこれまで診察してきた経験上、多くの患者さんがエアープルダウンなどの広背筋トレーニングを行うと、血糖値が改善しました。慣れてきたらペットボトルを持ってやると、より負荷がかかって効果的です。

三つ目は「踏み台昇降」（図15）です。これは小さな台を用意して昇り降りを繰り返す運動です。もし、踏み台がお手元になければ、駅やお住まいのマンションやアパートの階段の昇り降りでもかまいません。研究では「2型糖尿病患者が3分間踏み台昇降をしたところ食後血糖値が下がった」[*58]ことが分かっているので試してみてください。その他にも日常生活で必須となる掃除やごみ捨て、皿洗いといった習慣を食後に取り入れると血糖値を下げる効果があります。研究でも「掃除などの家事によってNEAT（非運動性熱産生）が増えるので、糖尿病改善に効果的[*59]」だということが分かっています。

ここまで血糖値を下げる運動について紹介しましたが、これとは反対にやってはいけない運動があります。これについて解説したいと思います。

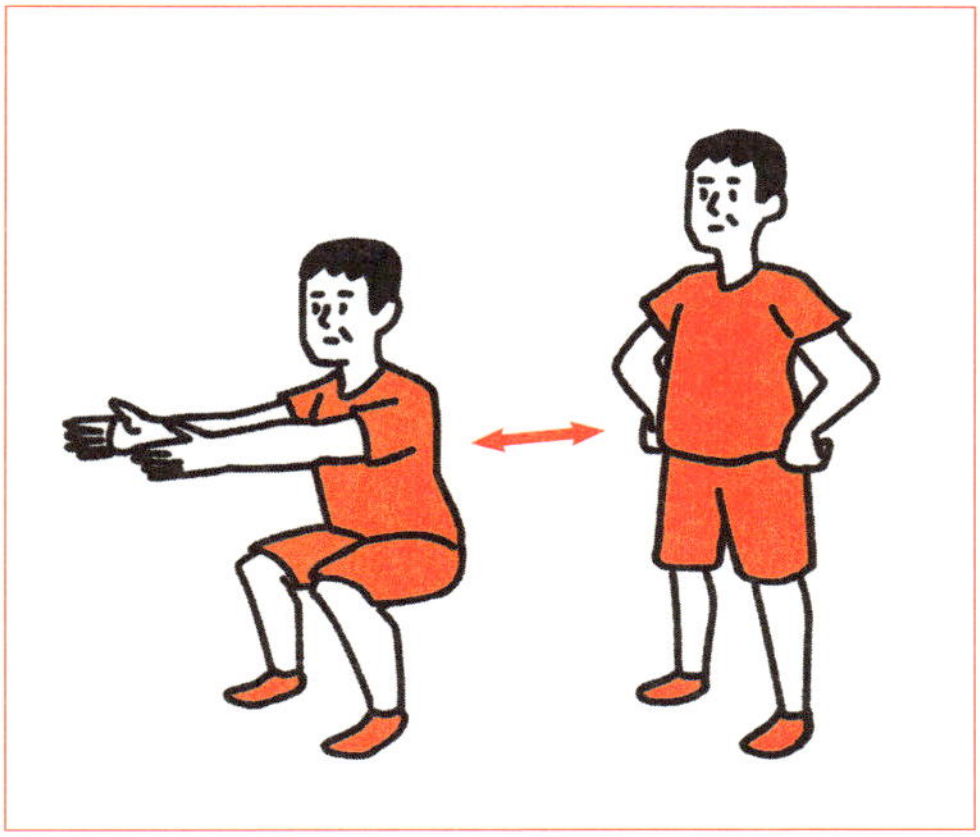

図13 7秒スクワット
5秒間かけてゆっくりと膝を曲げ、太ももが地面と平行になるぐらいまでしゃがみ、その状態を2秒間キープしながらゆっくりと立ち上がる。

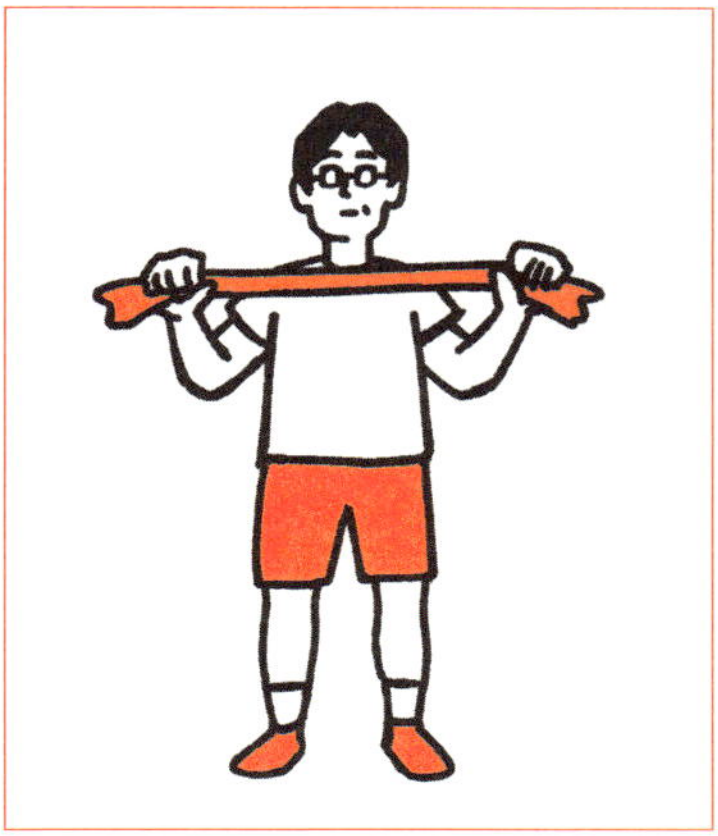

図14 タオルを使ったエアープルダウン
肩幅より広くタオルを握り、胸を張る。

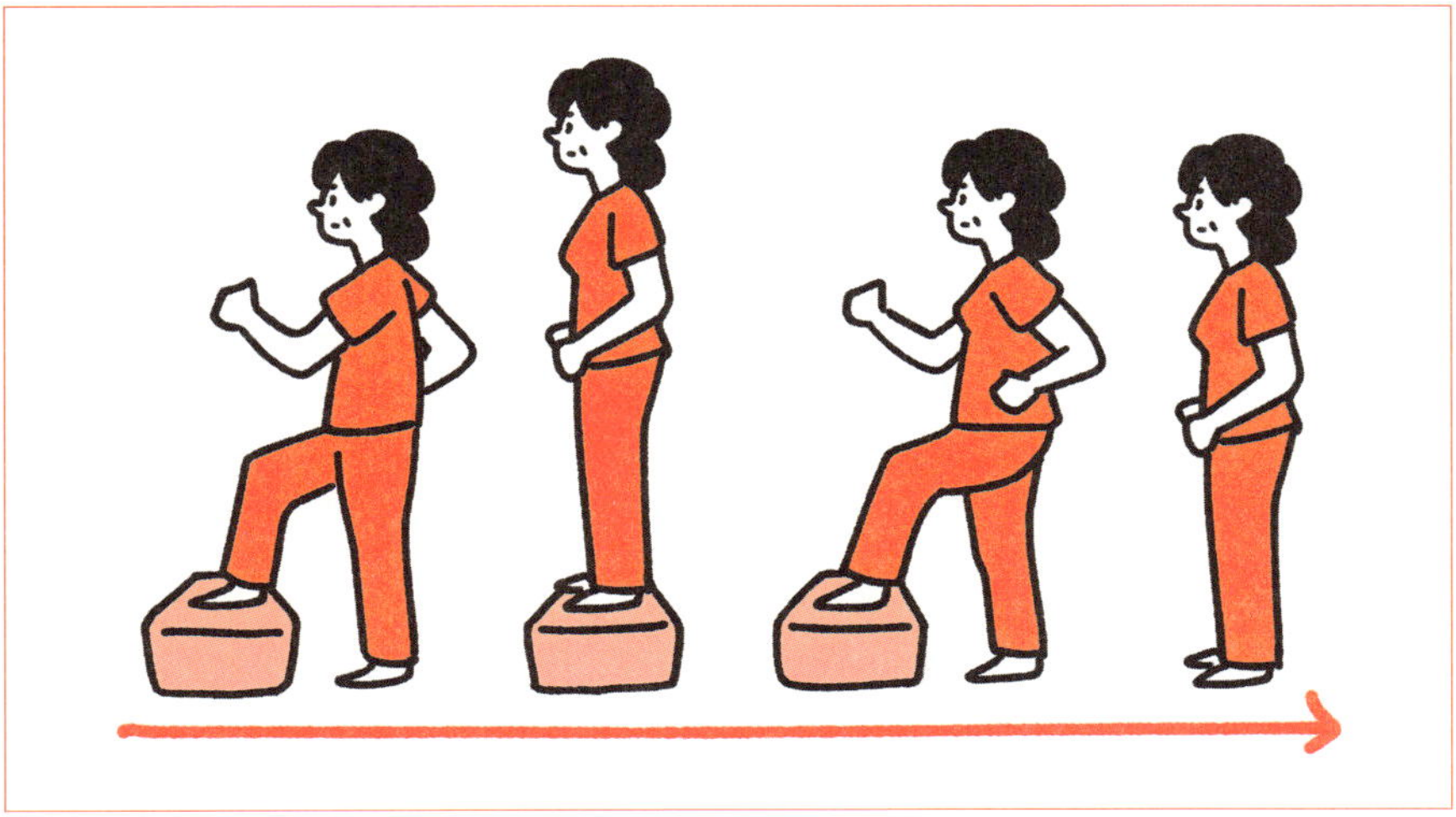

図15 踏み台昇降
小さな台を用意して、昇り降りを繰り返す。

Q
24

糖尿病になったら運動で注意することはありますか？

EVIDENCE
LEVEL
C
61

MOVIE

激しい運動はかえって血糖値を上げたり、効果がないことがあるので注意が必要です。糖尿病の重症度と運動強度を参考にしながら運動を選びましょう。

糖尿病患者さんの中には早く糖尿病を良くしたいがために張り切ってしまい、いきなり激しい運動をする方がいます。実ははたから見ていると熱心に生活改善に取り組む患者さんほど血糖値が上がってしまうことがあります。

運動は健康に良い影響を与えるだけではありません。精神的なストレス（Q20）と同様に肉体にも大きな負荷がかかります。みなさんの中には健康目的で朝にジョギングをしている方もいるのではないでしょうか？　実はこれはとても危険な行動です。朝方になると暁現象（Q19）で血糖値が上がりますが、目覚めるタイミングになると1日のスタートの合図としてさらに血糖値が上がります。この状態でジョギングを行うと、たとえそれが軽めであったとしても血糖値をさらに上げてしまい、体にも大きな負担がかかります。私の患者さんで50代男性の方は毎朝30分間のジョギングをしたところ血糖値が50mg／dL以上も上がってしまいました。さらに運動習慣がない人が突然激しい運動を始めると、体にかかるストレスや脱水などで血糖値を上げるリスクが高まるだけでなく、筋肉や関節などを痛めてしまう原因にもなるのでお勧めできません。

こうした話を聞くと、「運動はしてはいけないの?」と疑問を持たれる方がいるかもしれません。そこで紹介したいのが、運動強度と糖尿病の重症度の関連性です。

運動と一口で言ってもその患者さんが今までどんな生活をしてきたのかによって当然体にかかる負担は異なります。この各個人の身体能力を基準とした運動負荷の数値を「運動強度」と言います。この数値は「(運動時心拍数－安静時心拍数)÷(最大心拍数－安静時心拍数)×１００」で求めることができます（最大心拍数は、「２２０－年齢」で計算）。なお、安静時心拍数は利き手の人差し指・中指・薬指の3本を利き手でない側の手首の内側にある動脈に当て10秒間測り、その数値を6倍してみると調べることができます。糖尿病が重症でなく、血糖値を安定させる目的であれば、運動強度は50％程度になるように意識してみるとよいでしょう。

例えば、60代の方であれば安静時心拍数次第にはなりますが運動時心拍数が120回／分程度（表15[*60]）、具体的な運動としては早足のウォーキングやゆっくりとした階段の昇り降りなどを行うとよいでしょう。

ただし、糖尿病が重症の場合は注意が必要です。研究でも「高強度の運動は24時間後の血糖低下に効果がなく、低強度の運動のみが血糖低下作用があった[*61]」ことが分かっているので、この場合には「運動強度は30％程度を目安にし、インターバルを挟みながら、ゆっくりウォーキングをする[*62]」とよいでしょう。

その他にも座っている状態を1としてさまざまな活動の運動強度を表したMETs《メッツ》という指標もあります。糖尿病を改善する目的であれば、METsは3METsを目安に普通歩行（4km／h）などの運動を実践してみるとよいでしょう（表16[*63]）。

ここまで運動は糖尿病の重症度と運動強度が大切なことを解説しました。みなさんの中には「もっとシンプルに分かりやすい血糖値の下げ方はないのか？」という声もあるかと思います。そこで、体に負担をかけずに血糖値を改善するとっておきの方法を紹介します。

表15 運動強度の感じ方と1分間当たりの脈拍数の目安（年代別）
「きつい～かなりきつい」と感じる運動強度の運動は糖尿病では避ける。

強度の感じ方（Borg Scale）	評価	60歳代	50歳代	40歳代	30歳代	20歳代
きつい～かなりきつい	×	135	145	150	165	170
ややきつい	○	125	135	140	145	150
楽である	○	120	125	130	135	135

表16 3METsの運動

活動内容	時間
普通歩行、屋内の掃除、家財道具の片づけ、車の荷物の積み下ろし、階段を下りるなど	20分

Q25 糖尿病に良いセルフケアはありますか？

手軽に血糖値を下げる腹式呼吸を取り入れたマインドフルネスがお勧めです。

EVIDENCE LEVEL C[64]

私のクリニックの患者さんの中には仕事や家事に追われ、「なかなか食後のウォーキングの時間が取れない」と相談される方もいます。そんな方に私がお勧めしているのが腹式呼吸を取り入れたマインドフルネスです。マインドフルネスとは瞑想の一種で「現在起こっている状態に意識を向ける心理的なプロセス」を指します。研究によると「マインドフルネスを行ったところ、ＨｂＡ１ｃと空腹時の血糖値が低下した[*64]」ことが分かっています。そこで、手軽かつストレスがかからない腹式呼吸とマインドフルネスの方法を解説したいと思います。

まず、マインドフルネスの基本となる腹式呼吸（図16）の手順ですが、背筋を伸ばして、鼻からゆっ

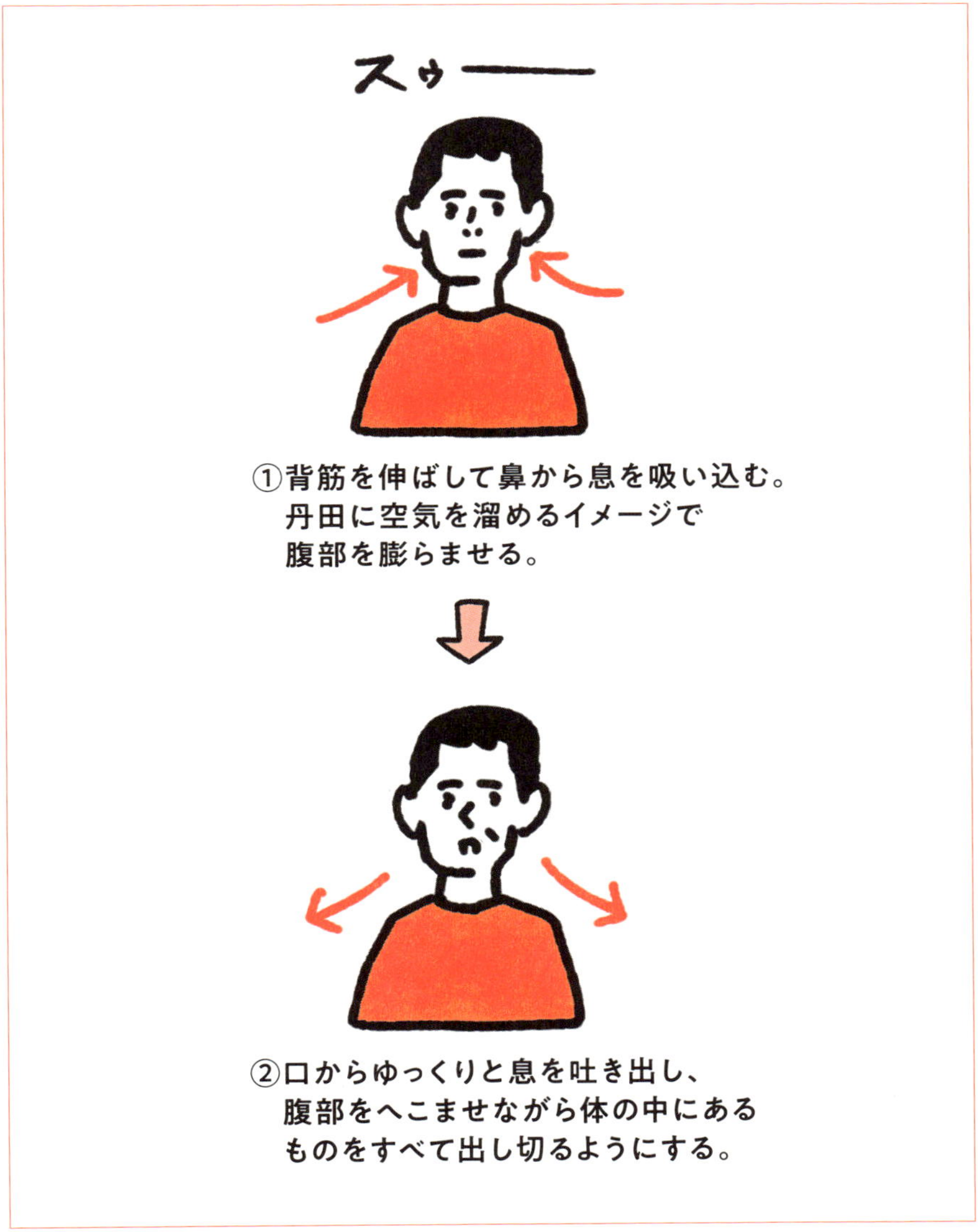
スゥー
①背筋を伸ばして鼻から息を吸い込む。
丹田に空気を溜めるイメージで
腹部を膨らませる。
②口からゆっくりと息を吐き出し、
腹部をへこませながら体の中にある
ものをすべて出し切るようにする。

図16 腹式呼吸

くり息を吸い込みます。そして、丹田（おへその下）に空気を溜めていくイメージで腹部を膨らませていきます。そうしたら、口からゆっくり息を吐き出し、腹部をへこましながら、体の中にあるものをすべて出し切るようにします。この時、吸う時の倍の時間をかけて息を吐くようにしましょう。回数は5回を1セットとして1日1セットから始め、慣れてきたら10回を目安に3セット程度行ってみてください。

次にマインドフルネスの手順（図17）ですが、リラックスできる環境で意識を集中しながら鼻呼吸と腹式呼吸でゆっくりと呼吸をしていきます。この一連の流れを1分間繰り返すことをまずは1～2ヵ月間続けてみてください。この期間を続けられたら、今度は時間を5分間、10分間と延ばしていきましょう。呼吸は鼻で空気を吸って鼻から出すのを基本としますが、口から出しても問題ありません。どうでしょうか？　簡単なように見えて意外に難しいと思われたかもしれません。マインドフルネスや腹式呼吸はとにかく少しずつでも続けることが大切です。じっくりと自分と向き合うことは糖尿病を良くするためにも役立つので試してみるとよいでしょう。

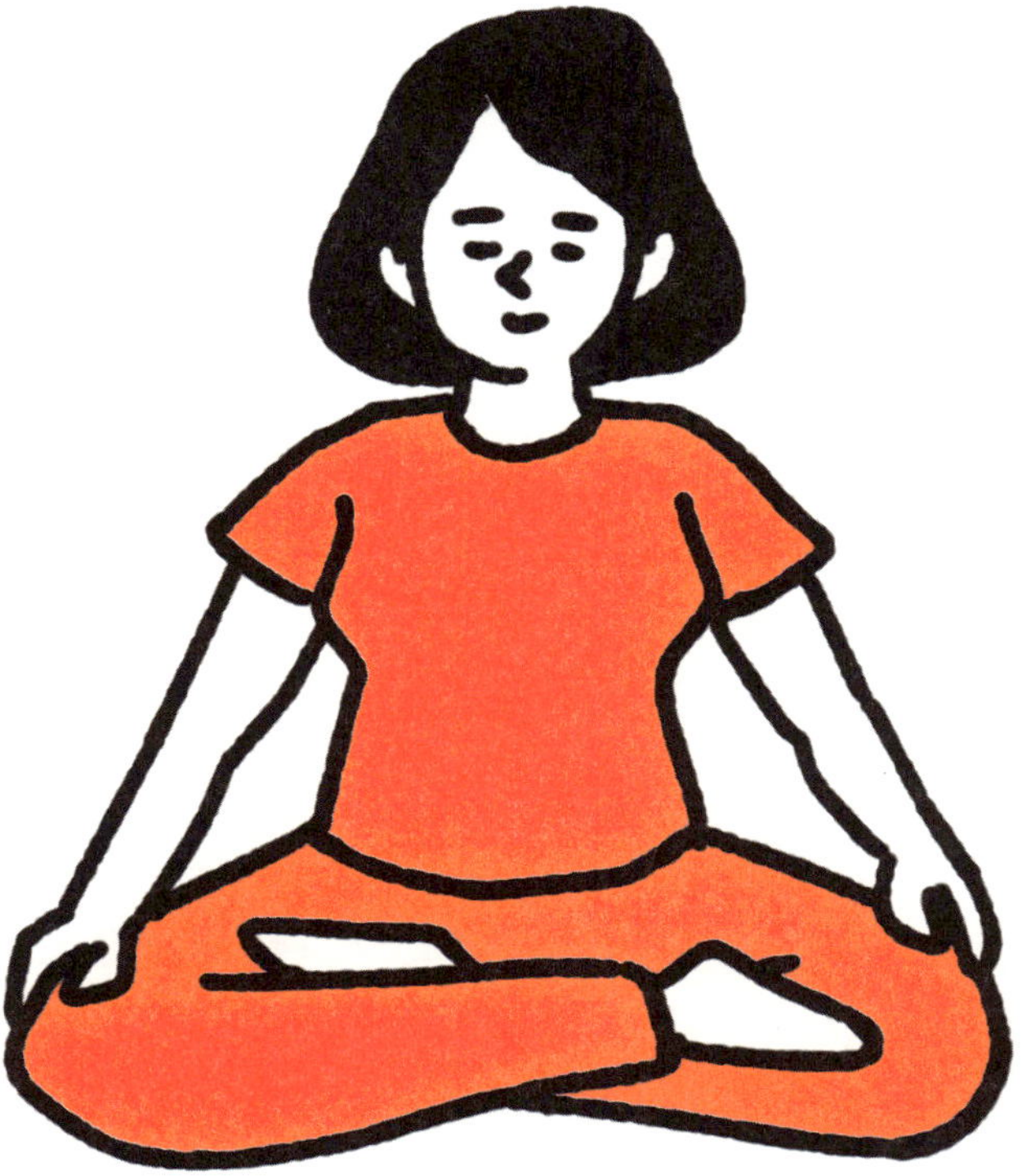

図17 マインドフルネス
①リラックスできる環境で意識を集中しながら鼻呼吸と図16の手順で腹式呼吸を行う。
②①の一連の流れを1分間繰り返す。まずは1～2ヵ月間続け、問題なければ時間を5～10分間に延ばしてもよい。

Q 26

運動が苦手です。糖尿病を良くする習慣を教えてください。

EVIDENCE LEVEL C[65]

運動が苦手な方はテレビや映画を見たり、読書などをしたりする際にスタンディングデスクを取り入れるのがお勧めです。

私のクリニックではなるべくシンプルな運動やセルフケアを紹介しています。多くの方が「本当にこれだけで血糖値が下がるの？」と最初は半信半疑でしたが、次第に血糖値が改善していくのを見て大変喜んでいただいています。

しかし、その一方で、インドア派で「運動をしろ」と言われるだけで苦痛を感じる方や「分かっていてもなかなか習慣化できない」という方が一定数います。そこで、日常の生活や趣味の中で取り入れられる血糖値を下げる習慣について紹介したいと思います。

みなさんの中にはテレビを見たり、映画を見たり、本を読んだりといった趣味をお持ちの方が多いかと思います。その際、椅子やソファに座るのではなく、スタンディングデスクを活用してみましょう。スタンディングデスクとは立ち姿勢のまま、仕事や作業ができる机です。実は座り過ぎの生活が続くと、下半身の筋肉が衰え、糖代謝に悪影響を与える可能性があることが分かっています。

研究でも、「座位の時間を1日に50分間減らすことで3ヵ月後に血糖コントロールやインスリン感受性が改善していた[*65]」ことが分かっているので意識してみるとよいでしょう。また、他の研究では、「2型糖尿病の人が座ったままの状態が続く時は、30分間に一度立ち上がり体を動かすと、高血糖が改善しやすい[*66]」ことが分かっています。

このようにインドアでの趣味にスタンディングデスクを取り入れるだけで糖尿病に良い影響を与えることがお分かりいただけたかと思います。ただし、スタンディングデスクには糖尿病を改善する多くのメリットがある一方で、腰痛や膝痛などが悪化したり、下肢静脈瘤の原因になったりする可能性があるので、最初のうちは無理せず生活に取り入れてみるとよいでしょう。

ここまで糖尿病の生活上の注意点やポイントについて見てきました。第3章では、糖尿病の食事・栄養について解説していきたいと思います。

column 2

糖尿病の健康情報の見極め方

インターネットの普及により、スマートフォンが1台あれば、どんな情報でも簡単に得ることができる時代になりました。

本書を読んでいるみなさんも「糖尿病」「血糖値」といったキーワードで検索して、さまざまな情報を集めてきたのではないでしょうか？

今から10年ほど前に遡ると、インターネット上にはいわゆる「ニセ情報」が掲載されたWebサイトが多数存在しました。その中身は、「これを飲むだけで病気が治る」とか、「この病気の真の原因は実は○○だった」などといった、ありもしない内容が書かれていました。当時はこのように奇抜な内容でアクセス数を稼ぐ手法がまかり通っていたのです。

しかし、最近では検索エンジンの運営側がこうしたニセ情報を発信するサイトを閉鎖したり、検索で表示されないように対策をしたりしているため、幸いにもみなさんがニセ情報に触れる機会は以前より格段に減っています。これ自体はとても良いことですが、その一方で情報の内容が画一的だったり、情報量が多過ぎたりといったように感じてい

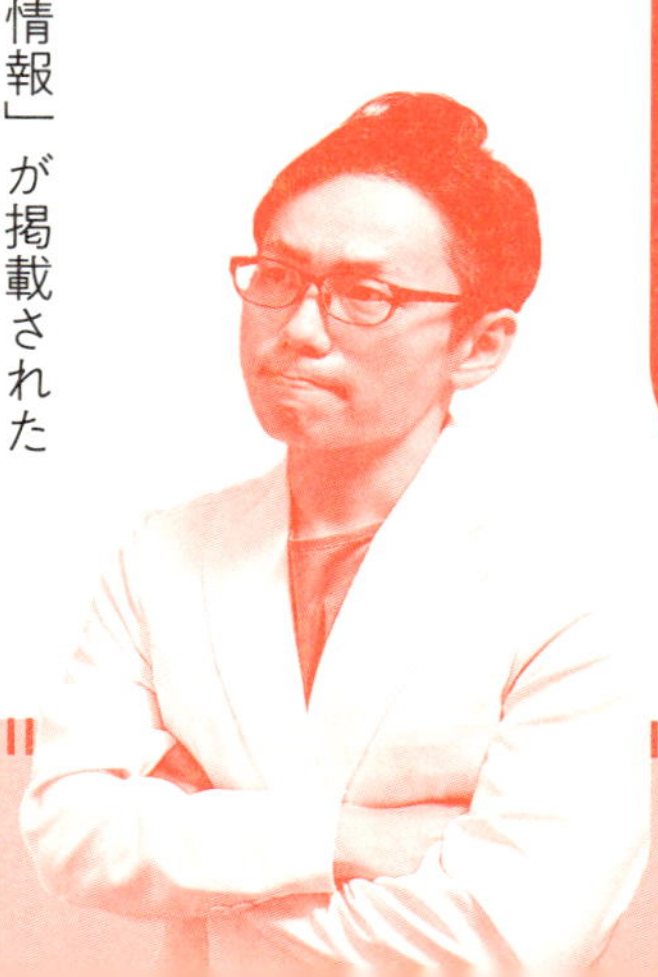

る人も多いのではないかと思います。

そこで、新たに台頭してきたのが、YouTubeをはじめとするSNSによる患者さん向けの情報発信です。これらは情報量が適度で、その内容も個人が発信しているため、バラエティに富んでいます。YouTubeの動画を見ると糖尿病に関連する投稿はとても多いですよね。でも、これらの動画も信頼度はまちまちなので注意が必要です。

もし、これらの中の誤った情報を鵜呑みにして対策が遅れると、将来の健康を損なう可能性が高くなります。手足のしびれ、失明、腎不全といった、いわゆる糖尿病の合併症だけでなく、じわじわと全身の血管にダメージを与えていってしまうこともあります。

糖尿病の治療や血糖値の改善法は常に進歩しており、数年ごとに新しい治療薬や治療機器も開発されています。こうした医療の発達の目覚ましさを踏まえると、最新の医療情報をキャッチアップするだけでも非常に大変なことです。SNSで発信する側にもそれを裏付ける情報を得る努力が伴います。そのため、必ずしも医師の発信だから安心、正しいというわけでもありません。

私が見た動画の中には10年前の知識が現在でも常識であるかのように発信している先生もいます。こういった観点からも、本書を読んでいるみなさんには、最前線で糖尿病治療を行い、研鑽を積んでいる現役の専門医の発信を選んで情報収集をしていただきたいと思っています。

第3章

食事・栄養編

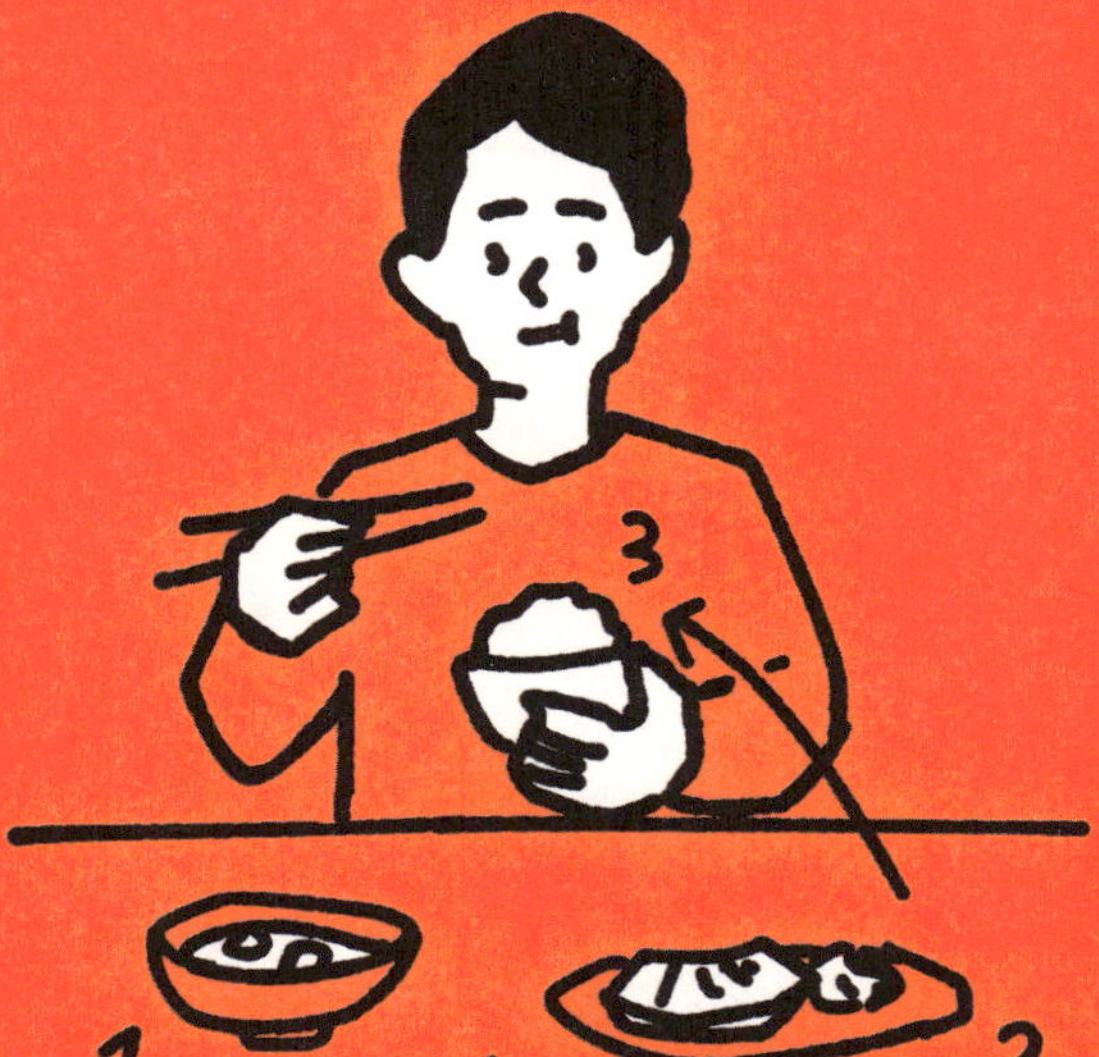

Q 27

糖尿病になったらどのような食事制限をするとよいでしょうか？

カロリー制限中心では血糖値は下がりません。ほどよく炭水化物を控える糖質制限がお勧めです。なお、1日の糖質の摂取量は100〜120gを目安にするとよいでしょう。

EVIDENCE LEVEL B[67]

糖尿病になると医師から食事制限を勧められる方が多いと思います。確かに、肥満（Q15）になると、血糖値が上がるリスクが高まるのは間違いありません。しかし、私が毎年3000人以上の糖尿病患者さんを診てきた中で、カロリー制限中心の食事指導で血糖値が思うように下がった方は残念ながらほとんど見たことがありません。実はそれには理由があります。

まず、消費カロリーと摂取カロリーの差が直接体重の減量につながるわけではないということです。糖尿病患者さんの多くが運動でカロリーを消費したり、食事制限をしたりすれば痩せるとお考えかもしれませんが、実は消費カロリーには各自の基礎代謝量が大きく関係しています。基礎代謝量は年代、性別などによって個人差があり、食事量によっても変化します。これを上げるには全身の筋肉量を増やす必要があります。そのため、血糖値を下げるサイクルに入るまでに大幅な時間がかかってしまうのです。

そこで、血糖値を下げるためにお勧めしたいのが糖質制限です。糖質制限した糖尿病患者を対象にした研究によると、「糖質制限は血糖降下薬を服用していない2型糖尿病患者の体重を減らし、HbA1cを改善した」[*67]ことが分かっています。つまり、糖質制限をすれば、血糖値が下がるだけでなく、肥満を解消する効果もあるのです。

糖質制限の対象となる炭水化物は、エネルギー源となる糖質と食物繊維とで構成されています。炭水化物はさまざまな食べ物に含まれていますが、とくに主食となる白米やパンなどに多く含まれています。そのため、主食を中心に炭水化物の摂取を控えれば、血糖値は上がりづらくなります。

これを聞いて「炭水化物をなるべく摂らないようにしよう」と思われる方がいるかもしれません

が、極端な糖質制限はかえって逆効果になってしまうことがあります。糖質制限で糖質が不足した状態が続くと、筋肉を分解して糖質に変換してしまい、肝臓で糖新生（Q８）が起こってしまいます。この状態が続くと、筋肉量が次第に減っていくので、糖代謝が悪化し、かえって高血糖が引き起こされてしまうことになります。では、血糖値を上げない糖質の量とはどれくらいなのでしょうか？

私のクリニックの患者さん約30名を対象にして炭水化物の摂取量と血糖値の関連性を調べたデータでは、「1食当たり糖質40g程度であれば、目立った高血糖は起こらない」ことが分かりました。ちなみに、おかずにも1食当たり平均10～20g前後の糖質が含まれています。したがって、主食の糖質量は1食当たり20g前後を目安に抑えるように心がけてください。

例えば、白米なら50g（お茶碗半分）、食パンなら50g（8枚切り1枚）、ゆでたパスタなら50g（1人前の半分）、そばなら90g（1人前の半分）になります（表17）。

ここまで糖尿病の食事制限について解説しましたが、食事の方法を変えるだけでも血糖値が下がることをご存じでしょうか？　これについて解説していきます。

表17 糖質制限の目安となる1食当たりの主食の量

食品名	目安の量	重量
白米	お茶碗半分	50g
食パン	8枚切り1枚	50g
ゆでたパスタ	1人前の半分	50g
そば	1人前の半分	90g

Q 28

糖尿病に良い食事の方法を教えてください。

EVIDENCE LEVEL

C[69]

MOVIE

夕食は20時前までに摂り、寝るまでに食後2時間は空けましょう。そして、翌日の朝食までの間隔を10〜12時間空けてください。食事の際はよく噛んでカーボラストで食べるとよいでしょう。

血糖値を下げるには糖質制限が効果的であることを紹介しましたが、それでも血糖値が下がりづらいという方が一定数います。実は血糖値を下げるためには食事の方法についても注意したいポイントがあります。もし、糖質制限で血糖値が下がりづらければ、一度食事方法を見直してみましょう。血糖値は食後に大幅に上昇します。そのため、食後の血糖値の上昇を緩やかにすることが糖尿病を克服するうえで大切になります。そこで、注意したいのが食事の時間です。

女性を対象に食事の時間帯による血糖値の違いを調べた研究では「21時に夕食を摂るグループでは18時に夕食を摂るグループと比較して、有意に食後血糖のピークが高い」[*68]という報告があります。

したがって、血糖値が下がらないと感じている方は、最低でも20時前には夕食を済ませ、食後2時間は寝るまでに空けるようにしましょう。20時前に夕食を摂ることが難しい方は夕食を分割することもお勧めです。そして、翌日の朝食までの間隔を10～12時間空けるようにしてみてください。例えば、食事の時間を朝は7時、昼は12時、夜は19時などとしてみるとよいでしょう。

また、みなさんの多くが朝食を軽めにし、夕食をたくさん食べるという食事の摂り方をしているのではないでしょうか。具体的には朝1：昼2：夜3という分量の方が多いように思います。しかし、この食事方法は寝ている間の血糖値を上げやすくしてしまいます。したがって、血糖値の変動を緩やかにするためにも朝3：昼2：夜1の割合で食べることを意識しましょう。

さらに、血糖値を下げるうえでお勧めしたいのが「カーボラスト」（図18）という食事方法です。これは炭水化物を最後に食べる食事方法です。研究によると、「炭水化物を最後に食べた群はそうでない群と比べて食後のインスリン変動が小さく、食後の血糖値が抑えられる」[*69]ことが分かっています。カーボラストを実践すると、自然と満腹感を得られるようになり、無理なく炭水化物の量を減らせるのでお勧めです。いつもはおかずと白いご飯を交互に食べている方には違和感があると思いますが、血糖値を下げる効果があるので試してみてください。

さらに、食事をよく噛むことも血糖値を下げるためには重要になります。食べ物をよく噛むと食事に時間がかかり、その間に血糖値が上がって食欲も抑えられるので肥満を予防する効果もあります。食事の際に噛む回数を一口当たり10回と40回に設定し、食後の血糖値の変化を比較した研究によると、「10回の咀嚼では食事時間帯による血糖値の変動はなかったが、朝食に40回咀嚼したところ、30分後にインスリン分泌が大幅に増加した[*70]」という報告があります。ぜひ朝食の際は試してみてください。

なお、食前に運動をする方がいるかもしれませんが、これはお勧めできません。食前は血糖値が下がっており、運動をするとさらに血糖値を下げてしまいます。この状態で食事をすると、飢餓状態のため食後の血糖値の急上昇を招き、血糖スパイクや過剰な糖新生を引き起こすことにつながるので注意してください。

血糖値を下げる食事方法を解説してきましたが、糖尿病に良い食べ物はあるのでしょうか？　これについて解説します。

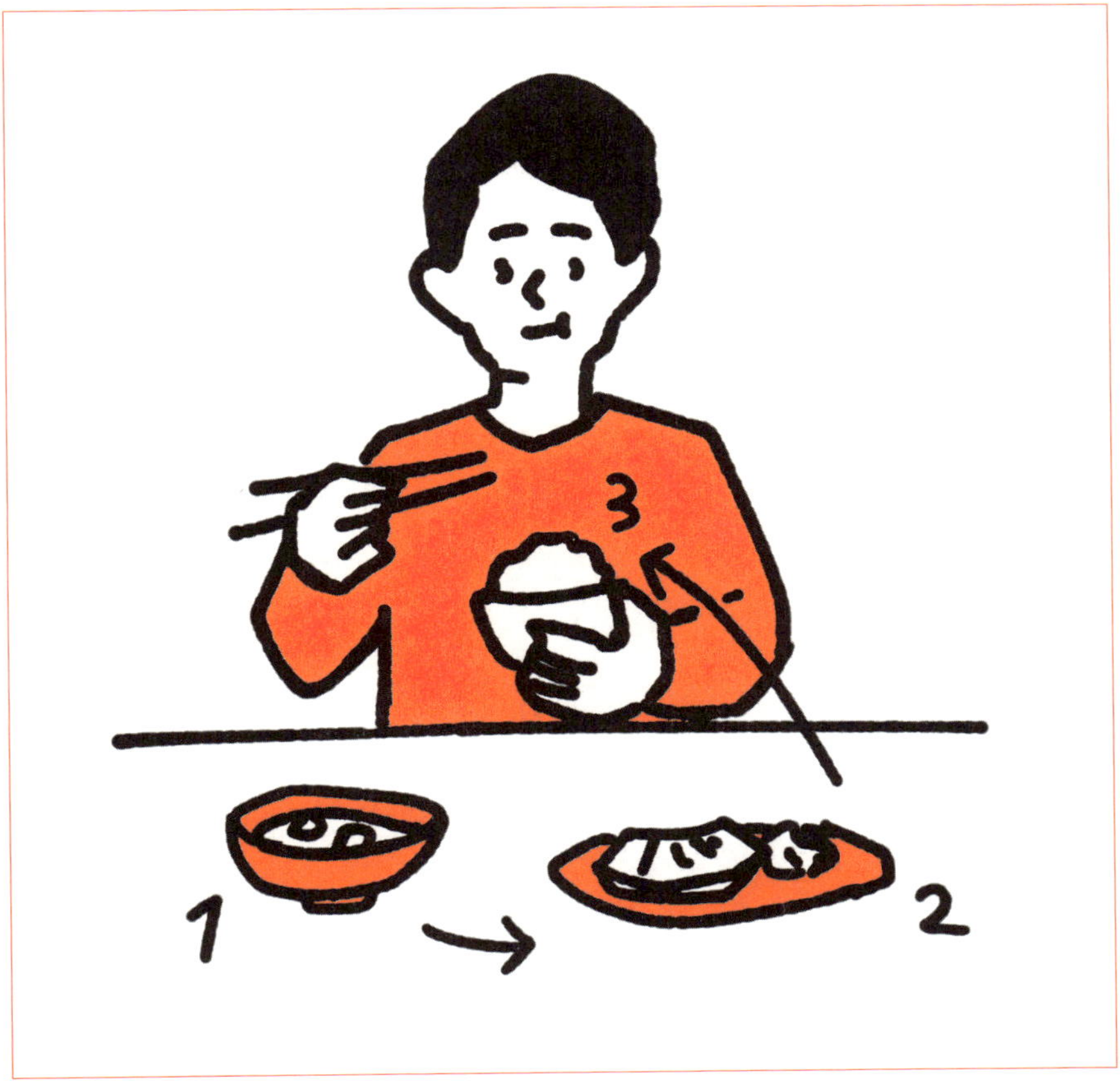

図18 カーボラスト
炭水化物を最後に食べると血糖値が抑えられる。

Q29 糖尿病に良い食べ物はありますか？

EVIDENCE LEVEL
D[71]
MOVIE

水溶性食物繊維を含んだ野菜やこんにゃく、海藻類、血糖値を下げるスルフォラファンが含まれたブロッコリー、カリフラワーなどの野菜などがお勧めです。

Web上や雑誌には、「この食品を食べて糖尿病が良くなった」「この栄養素を摂って血糖値が下がった」などという健康情報がたくさん紹介されています。糖尿病患者さんの中にはこうした健康情報を見てついつい同じ食品ばかりを食べ続けてしまう方がいます。とはいえ、糖尿病になってもタンパク質、炭水化物、脂質などといった栄養素をバランスよく摂ることは大切です。そうした前提を踏まえたうえで、血糖値を下げる食べ物（図19）について見ていきましょう。

まず、糖尿病の方にお勧めしたいのが、食物繊維を豊富に含んだ野菜や海藻類です。食物繊維の中には水溶性食物繊維、不溶性食物繊維がありますが、とくに水溶性食物繊維は糖質の吸収をゆっくりにして、血糖スパイクを防いでくれます。水溶性食物繊維が豊富な食品としてはこんにゃく、しいたけ、わかめ、昆布などがあります。

また、野菜の中でもとくにお勧めしたいのがブロッコリーです。ブロッコリーには食物繊維が豊富に含まれるだけでなく、インスリン抵抗性を下げるスルフォラファンという物質が含まれています。研究では「ブロッコリーから抽出されたスルフォラファンを摂取させたところ、肥満および2型糖尿病患者の空腹時血糖を改善した」[*71]という報告があります。

その他にもスルフォラファンには抗酸化作用、がん予防、脂肪燃焼効果などがあり、糖尿病だけでなく、肥満や老化を防ぐ作用もあります。では、1日にどれぐらいブロッコリーを摂ればよいのでしょうか？

これについては諸説あるため、あくまで目安となりますが、毎日の食卓にゆでたブロッコリーを常備するとよいでしょう。私もブロッコリーが苦手で娘にそっとあげていましたが、血糖値を下げる効果を知ってからは、毎日ブロッコリーを食べるようにしています。なお、スルフォラファンはキャベツやカリフラワーなどにも豊富に含まれているので、ブロッコリーがない時は代用してみるとよいでしょう。

野菜や海藻類が血糖値を下げることは分かったけれど、これらがどうしても苦手という方がいるかもしれません。その場合は主食となるご飯に粒こんにゃくを混ぜたり、市販のカリフラワーライスを代用してみたりするのもよいでしょう。とくにカリフラワーライスはブロッコリー同様インスリン抵抗性を下げる効果も期待できるのでお勧めです。

ここまで糖尿病に良い食べ物を紹介してきましたが、これとは反対に糖尿病に悪い食べ物についても紹介したいと思います。

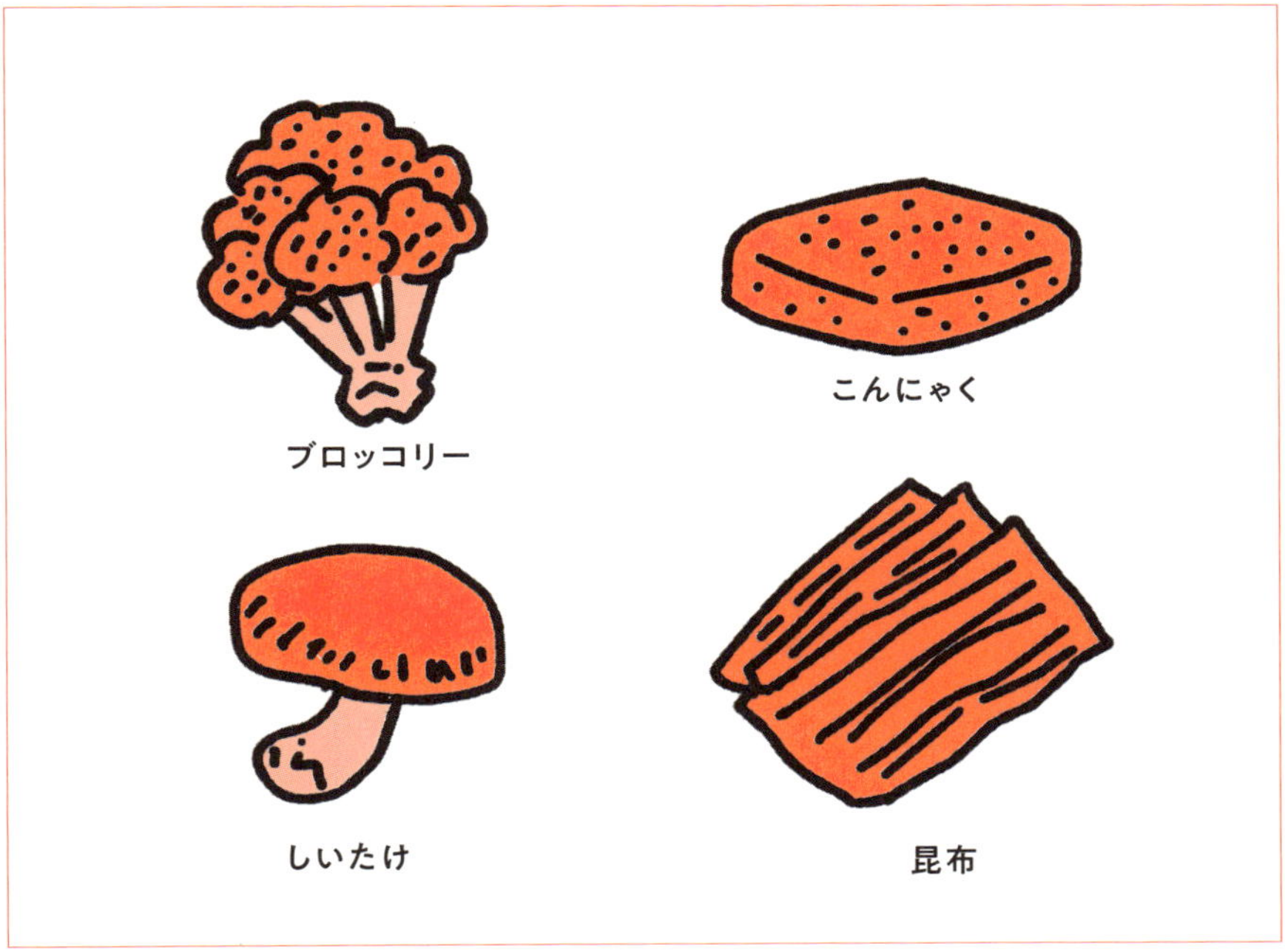

図19 血糖値を下げる食べ物
水溶性食物繊維を豊富に含んだこんにゃく、しいたけや海藻類、血糖値を下げるスルフォラファンを含んだブロッコリーなどがお勧め。

Q30 糖尿病に悪い食べ物はありますか？

EVIDENCE LEVEL C[72]

MOVIE

果物に含まれる果糖は脂肪肝などの原因になります。食べる際は1日80kcalを目安に糖質が低い果物を選ぶとよいでしょう。なお、朝食として食べるシリアル類や菓子パン、パンケーキなども注意が必要です。

糖質制限に力を入れて炭水化物を減らしているのに、血糖値が下がらないという患者さんの話を聞いていると、日頃当たり前に食べている意外な食べ物が原因となって血糖値を上げていることがあります。そこで、私がクリニックで患者さんを診てきた中でとくに注意したい食べ物について紹介したいと思います。

まず、糖尿病でとくに注意してほしいのが果物です。巷《ちまた》では「果物はビタミンやミネラル、食物繊維などが豊富に含まれているので積極的に食べましょう」と言っているのを聞いたことがあるかもしれません。しかし、果物には果糖が含まれています。果糖は直接血糖値を上げないものの、中性脂肪を増やしたり、脂肪肝（Q16）の原因になったりするので注意が必要です。では糖尿病になると果物をまったく食べてはいけないのでしょうか？

果糖と糖尿病の関連性を調べた研究を見ると、果糖の過剰摂取は糖尿病のリスクを高める、適度に摂取するのであれば、糖尿病のリスクを下げるなど見解が分かれています。したがって、現段階では日本糖尿病学会が推奨する「1日80kcal分の果実摂取[*72]」を目安とするとよいでしょう。例えば、リンゴ半分（140g）、もも1玉（200g）、みかん2個（90g）などが目安となります。

とはいえ、一口に果物と言っても、含まれている糖質量は異なります（表18[*73]）。糖質が豊富に含まれている果物にはバナナ、マンゴー、ブドウなどがあります。一方、糖質が比較的少ない果物には、いちご、グレープフルーツ、もも、スイカなどがあります。ただし、ドライフルーツやジャムやシロップ漬けの缶詰、フルーツジュース（Q33）などは血糖値を大幅に上げるのでなるべく控えてください。

さらに、朝食として食べることの多い食べ物の中にも血糖値を上げる物がたくさんあります。例えば、菓子パンやパンケーキといった小麦を使った食べ物にはグルテンが豊富に含まれています。グルテンには「アミロペクチンA」という血糖値を上昇させる成分が含まれており、菓子パンやパンケーキの場合にはさらに甘味料が用いられているので血糖値を大幅に上げてしまいます。

また、コーンフレークやフルーツグラノーラといったシリアル類もお勧めできません。トウモロコシには糖質が豊富に含まれ、脂肪肝のリスクを高めます。フルーツグラノーラにも血糖値を大幅に上げるドライフルーツや小麦などが含まれているので注意してください。

もし、どうしてもこれらの食べ物が食べたい時は、パンやパンケーキの原料を小麦から全粒粉にしたり、ゆで卵、サラダ、ハム、ソーセージなどと一緒に食べたりするようにすると、血糖値を抑えることができるのでお勧めです。

研究でも「食事の際に糖質（炭水化物）・タンパク質・脂質を組み合わせることによって血糖値が大幅に下がる[*74]」ことが分かっています。また、サラダを食べるのであれば、食物繊維が豊富に含まれた野菜や海藻を使った物がお勧めです。ただし、ポテトサラダやマカロニサラダは糖質がたくさん含まれているので避けてください。

ここまで糖尿病に良くない食べ物について見てきましたが、どうしても夕方に小腹が空いてしまうという方もいるのではないでしょうか？　そこで、血糖値を上げないおやつについて紹介したいと思います。

表18 果物の100g当たりの糖質

果物名	糖質量（100g当たり、g）
バナナ	21.1
マンゴー	15.7
ブドウ	14.8
りんご	13
パイナップル	11.9
みかん	11.3
ネーブル	10.3
メロン	10.3
スイカ	9.5
もも	8.4
グレープフルーツ	8.3
いちご	6.6

Q31

糖尿病なのですがおやつを食べてもよいでしょうか？

おやつは食べる物に注意すれば問題ありません。糖質の吸収が緩やかな低GI食品であるミックスナッツやチーズ、スルメなどがお勧めです。ダークチョコレートも血糖値を抑える作用があり、手軽に満足感を得られます。

EVIDENCE LEVEL D[75]

MOVIE

夕方になると小腹が空いておやつが食べたくなるという方も多いのではないでしょうか？ 私自身もクリニックで患者さんを診察した後についついおやつに手が伸びてしまうことがあります。実は糖尿病になると、血液中の過剰な糖を尿から排出しようとします。その際、多くのエネルギーが失われることになり、強い空腹感を感じるようになるのです。

また糖尿病になったら、おやつはＮＧと思っている方もいらっしゃるかもしれませんが、食べる物を選べば問題はありません。そこで、糖尿病でも安心して食べられるおやつを紹介したいと思います。

まず一つ目はミックスナッツです。ミックスナッツは一掴み25ｇぐらいの量であれば血糖値にはほとんど影響を与えません。ちなみに、ミックスナッツは糖質の吸収が緩やかな低ＧＩ（グライセミック・インデックス）食品です。ＧＩとは「食品に含まれる糖質の吸収度合い」を示し、摂取2時間後までの血液中の糖濃度を測った数値になります。なお、ＧＩが55以下の食品が低ＧＩ食品とされています。

また、ミックスナッツはカロリーが高いから太りそうと思われる方がいるかもしれませんが、歯ごたえがあるので手軽に満腹感を得やすいおやつです。ただし、塩分の強い物は控え、素焼きや減塩の物を選ぶようにしましょう。

二つ目はチーズです。チーズは低ＧＩでありながら、食欲を抑えるタンパク質も含まれているのでおやつにもってこいです。チーズに飽きたらチータラもお勧めです。これらは塩分の多い物は控え、二つ、三つつまむ程度であれば血糖値に影響は与えません。

三つ目はスルメになります。スルメはカロリーが低く、低GIでありながら、噛みごたえがあるため手軽に満腹感を得ることができます。

四つ目はダークチョコレートになります。ダークチョコレートについては明確な定義がありませんが、カカオ70%以上の物を選ぶとよいでしょう。ダークチョコレートの原材料のカカオに含まれるポリフェノールにはインスリンの分泌を増やす作用があることが分かっています。ホワイトチョコレートとダークチョコレートの摂取後にそれぞれインスリン感受性を調べた研究では「ダークチョコレートがインスリン感受性を改善した[*75]」ことが分かっています。ダークチョコレートはわずかに甘味を感じることができるため、おやつに甘い物を食べないと気が済まない人でも満足感を得られるのでお勧めです。個包装のチョコレートを二つ、三つ食べるぐらいであれば血糖値には影響が出ないので試してみるとよいでしょう。

ここまで糖尿病になった時に注意したい食べ物のポイントについて見てきました。では、糖尿病に良い飲み物はあるのでしょうか？　これについて解説したいと思います。

Q32

糖尿病に良い飲み物を教えてください。

EVIDENCE LEVEL C[76]

MOVIE

炭酸水は過食や間食を抑え、血糖値の上昇を防いでくれます。コーヒー、緑茶やルイボスティーなどにも糖尿病に良い成分が含まれていますが、摂取方法には注意してください。

糖尿病の食事の注意点について解説しましたが、飲み物も要注意です。飲み物の選び方や摂取方法を間違えると、食べ物以上に血糖値を上げることにつながりかねません。そこで、まずは糖尿病にお勧めしたい飲み物（図20）について紹介したいと思います。

私のクリニックで患者さんにお勧めしているのが、日頃の水分補給を炭酸水に変えることです。炭酸水を飲むと胃が膨らみ、脳の満腹中枢が刺激されるので過食や間食を抑え、血糖値の上昇を防いでくれます。もし、味がしない炭酸水を飲むのに飽きてきたら血糖降下作用のあるリンゴ酢（Q34）を大さじ1杯加えてみるとよいでしょう。とはいえ、炭酸水は胃に刺激を与えます。そのため、一度に飲み干すのは避け、小まめに摂取するように心がけてください。

みなさんの中にはコーヒーがお好きな方が多いと思いますが、コーヒーに含まれるポリフェノールも血糖値を下げる作用があることが分かっています。コーヒーと糖尿病の関連性を調べた研究では「コーヒー消費量が240ml／日以上の人はコーヒーを飲まない人よりも血糖値が低い」[*76]という報告があります。ただし、コーヒーが糖尿病に良いからと言って甘いカフェオレや砂糖入りの缶コーヒーを飲むのはお勧めできません。コーヒーはブラックあるいは砂糖なしで牛乳を少量加えるなどして飲むとよいでしょう。なお、コーヒーに含まれるカフェインには睡眠を妨げる作用があります。遅くとも就寝の4時間前までに飲むようにしてください。

また、糖尿病にはお茶類もお勧めです。緑茶に豊富に含まれているカテキンには糖尿病を予防する作用があることが分かっています。研究によると、「緑茶を週1杯以下しか飲まない人と比べて1日6杯以上飲む人は糖尿病になるリスクが33％下がった」[*77]という報告があります。

なお、カテキンには内臓脂肪を減らしたり、コレステロールや中性脂肪を下げたりする働きもあるので積極的に飲むとよいでしょう。ただし、緑茶にもカフェインが含まれているので摂取時間帯には注意してください。

また、馴染みのない方が多いかもしれませんが、桑の葉茶やルイボスティーも糖尿病の予防効果があることが知られています。桑の葉茶は食後高血糖を抑える消化酵素α-グルコシダーゼを豊富に含んでいるので食前に1杯飲むのがお勧めです。ルイボスティーはアスパラチンという抗酸化物質が体内の活性酸素を除去し、糖尿病の発症を抑える作用があることが分かっています。マウスを対象にした研究ですが「ルイボスティーの抽出物を投与すると血糖値が下がった」[*78]という報告があります。

ただし、ルイボスティーにはマグネシウムが多く含まれており、飲み過ぎると下痢になる恐れがあるので注意してください。摂取の目安としては1日にペットボトル1本（500ml）程度にするとよいでしょう。

糖尿病に良い飲み物について解説してきましたが、これとは反対に糖尿病に良くない飲み物もあります。これについて解説していきたいと思います。

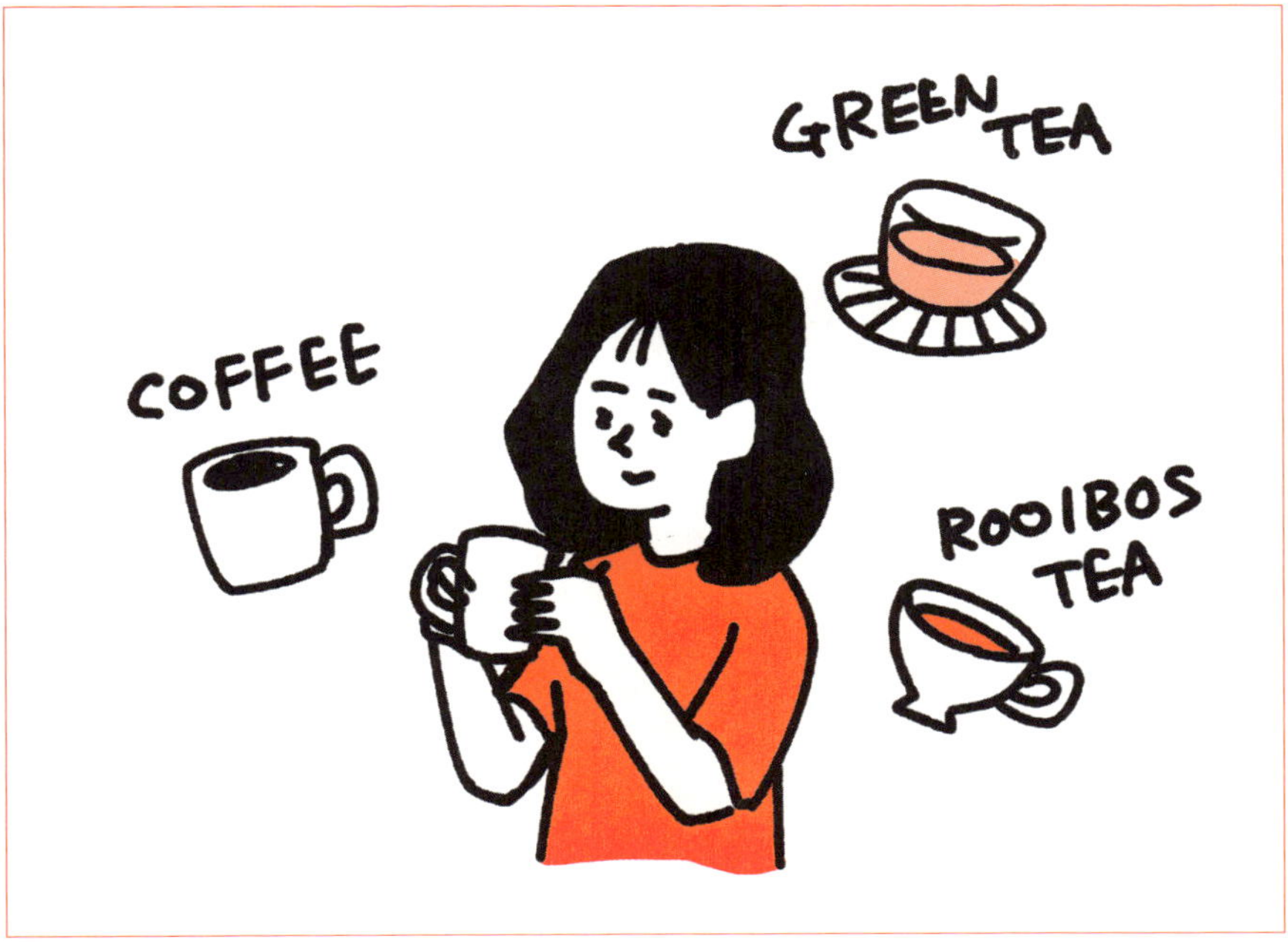

図20 糖尿病にはコーヒー、緑茶、ルイボスティーがお勧め。

Q
33

糖尿病に良くない飲み物はありますか？

EVIDENCE LEVEL C 79

MOVIE

野菜ジュースやフルーツジュース、人工甘味料が含まれた飲み物、糖質を含んだアルコール飲料に注意が必要です。

みなさんの中には健康に気を使って朝に野菜ジュースを飲んでいるという方も多いのではないでしょうか？　確かにこれらの飲み物は食物繊維やビタミン、ミネラルが含まれ、健康に良いと言われています。しかし、野菜をジュースにしてしまうと製造過程でこれらの栄養が失われてしまうことをご存じでしょうか？

野菜ジュースに含まれる食物繊維には血糖値の上昇を緩やかにする作用があります。しかし、実際には野菜ジュースの原料の野菜に含まれる食物繊維が製造時に野菜の絞りカスとして取り除かれてしまいます。したがって、野菜ジュースは糖尿病に良い栄養素が含まれるという以上に大量の糖分によってかえって血糖値を上げてしまうのです。

これは野菜ジュースと同様に健康的だと思われているフルーツジュースでも同じ現象が起こっています。研究でも「フルーツジュースを飲むと糖尿病のリスクが上がる[*79]」ことが分かっています。

これを聞いて「ジュースに含まれる糖分が良くないのなら、カロリーや糖質ゼロの飲み物を飲めばいいのではないか」と思われる方がいるかもしれません。しかし、これらの飲み物に含まれる人工甘味料は糖尿病患者さんにとってもっとも危険と言っても過言ではありません。

人工甘味料にはアスパルテームやスクラロースなどさまざまな種類がありますが、砂糖と比べて数百倍の甘味を感じさせる作用があります。そのため、かつては人工甘味料は甘味を感じるのにカロリー摂取量が少なくて済み、血糖値を上げるグルコースも含まれていないため、糖尿病や糖尿病予備軍の人にお勧めできる食品と言われてきました。

しかし、研究では「人工甘味料が含まれたソーダの摂取によって日本人男性の糖尿病リスクが上昇した[*80]」ことが分かっています。健康に良いはずの人工甘味料なのになぜこのようなことが起こってしまうのでしょうか？

通常糖質を摂取すると、それが合図となってインスリンが分泌され、糖質をエネルギーへ変えたり、脂肪として蓄えたりします。しかし、人工甘味料の場合は食後の血糖値上昇が起こらないため、脳がエネルギーをさらに摂取するように促してしまうのです。その結果、かえって糖尿病や肥満といった生活習慣病を誘発してしまうことにつながってしまいます。

また、最近の研究では、人工甘味料が人間の大腸や小腸に住み着いている腸内細菌叢《そう》に悪影響を及ぼしているということが分かりました。研究によると、「人工甘味料を投与したマウスは腸内細菌叢のバランスが乱れ、空腹時血糖の異常を引き起こす[*81]」ことが分かっています。したがって、糖尿病になったら、人工甘味料をなるべく控えるようにしましょう。

また、みなさんの中にはアルコール飲料で晩酌するのが楽しみだという方がいるかもしれません。アルコール飲料と言うと、健康全般に良くない印象がありますが、それ自体は血糖値を上げる物ではありません。しかし、アルコールは肝臓内のグリコーゲンをブドウ糖に分解する働きがあるため、一時的に血糖値を上げる作用があります。加えて、ビール、日本酒、ワイン、カクテル、果物の入ったサワーなどのアルコール飲料には、糖質がたくさん含まれているのでお勧めできません。

もし、アルコール飲料を飲むのであれば、糖質が含まれていないウイスキーや焼酎を選び、ウイスキーならダブルで1杯（60㎖）、焼酎ならロックで1杯（１００㎖）程度、アルコール換算で20gを1日の目安とするとよいでしょう。

ここまで糖尿病に良くない飲み物について見てきましたが、実は血糖値を下げるには水分の摂り方にもポイントがあります。これについて解説します。

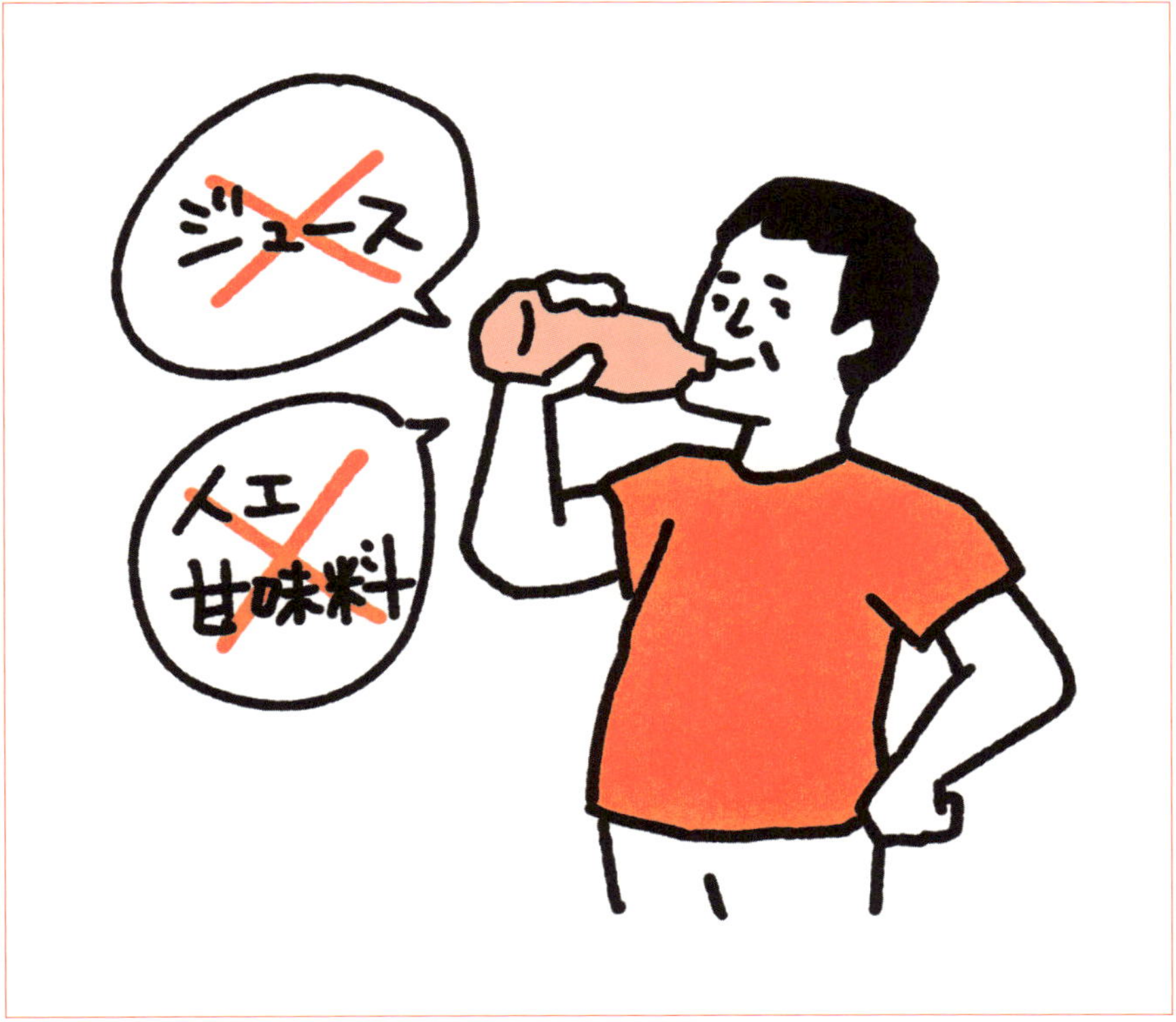

図21 糖尿病には糖分が多く含まれたジュースや人工甘味料が含まれた飲み物は避けたほうがよい。

Q 34
糖尿病に良い水分の摂り方はありますか？

EVIDENCE LEVEL C[82]

MOVIE

毎食30分前にコップ1〜2杯の水を摂ると、食事の量を抑えることができます。また、脱水症状は高血糖につながるため、小まめな水分補給を心がけましょう。

大学病院に勤務していた頃、急激な血糖値上昇で緊急搬送される糖尿病患者さんが度々いらっしゃいました。とくに脱水症状が増える7〜8月の暑い時間帯はこうした患者さんが増える傾向にあります。そこで、糖尿病に良い水分の摂り方を具体的に紹介したいと思います。

脱水症状は気温や湿度が高くなることで体内の水分量が不足して起こります。体内の水分が5％

程度失われると、脱水症状が起こる可能性が高まり、実際に脱水症状になると血液中の水分も不足し高血糖状態になります。ちなみに、脱水症状を予防するために水分を一気に摂る人がいますがこれはお勧めできません。水分がしっかりと吸収されないばかりか体に負担がかかります。したがって、脱水症状を予防するのであれば、喉が渇いたと感じる前の小まめな水分補給が大切です。脱水が続くと動脈硬化の原因になり、脳梗塞や心筋梗塞のリスクも高めるので注意してください。

また、夏の暑い時期や運動の際などにスポーツドリンクで水分補給をする方がいるかと思いますが、これには大量の糖分が含まれ、血糖値を大幅に上げるので控えてください。実は血糖値が上がるとさらに喉が渇くようになります。すると、喉の渇きとスポーツドリンクによって高血糖のループを繰り返すことになるので注意してください。なお、冷た過ぎる水分も交感神経が刺激されて胃腸の働きが低下するのでお勧めできません。水分補給をするのであれば、常温の飲み物を選ぶようにしましょう。

また、食事の際に水を飲む方が多いかと思いますが、糖尿病の方は毎食30分前にコップ1~2杯の水を飲むのがお勧めです。これによって食前に適度な満腹感を得られ、食事の量を抑えることができます。研究では「食事の30分前に毎回必ず水分を摂ったところ12週間で体重が4・3kg減少した」[*82]ということが分かっているので、肥満気味な方は試してみるとよいでしょう。

とはいえ、味のしない水を毎食前に飲むことにストレスを感じる方もいるかもしれません。そこで、水を炭酸水に置き換えて、1杯の水に対し、大さじ1杯のリンゴ酢を加えてみましょう。リンゴの風味とほのかな酸味で水が飲みやすくなるはずです。研究によると、「リンゴ酢を毎日摂取すると血糖値を下げる[*83]」ことも分かっているので試してみてください。

Q 35
糖尿病に良いサプリメントはありますか？

サプリメントは栄養素の吸収率が低いため、お勧めできません。

栄養素はバランスの良い食事から摂取するのが基本になります。

食事の中で積極的に摂取するのであれば血糖値を下げる作用があるビタミンDがお勧めです。

EVIDENCE LEVEL
A[84]

MOVIE

Ｗｅｂ上や雑誌の広告を見ると、「このサプリメントが血糖値を下げた！」といった広告や経験談が紹介されていることがあります。糖尿病を良くしたいと思うあまり、ついついサプリメントに手が伸びがちですが、これで血糖値が改善するなら、全国の病院やクリニックが進んで治療に取り入れているはずです。

ちなみに、研究でも「オメガ３脂肪酸と葉酸以外のサプリメントは飲まなくても健康への影響はなかった[*84]」ことが分かっています。実はサプリメントは栄養素の吸収率が低いのです。そうした背景もあり、私自身は積極的にサプリメントを患者さんに紹介していません。とはいえ、食生活の中で積極的に摂取したい栄養素はあります。では、どういった栄養素を摂ればよいのでしょうか？

そこで、紹介したいのがビタミンＤです。ビタミンＤは魚、キノコ類などの身近な食品にも豊富に含まれ、比較的摂取しやすい栄養素です（表19[*73]）。なお、ビタミンＤはカルシウムの吸収を促進することで有名ですが、実はインスリンの分泌や糖代謝に大きな影響を与えています。研究によると、「ビタミンＤの摂取は糖尿病のリスクを15％低下させた[*85]」ことも分かっています。

糖尿病になったら積極的に摂取したいビタミンＤですが、注意点があります。ビタミンＤを過剰に摂取すると血中カルシウム濃度が高値となり、嘔吐、けいれん、不整脈といった重篤な症状を引き起こす可能性があります。

そのため、ビタミンＤはサプリメントではなく、なるべく食事で摂るように心がけてください。ただし、摂取量は成人の男女ともに１日８・５μgを目安にし、１日１００μgを超えないように注意しましょう。なお、ビタミンＤは日光を浴びることでも体内で生成されます。意識的に日光浴をしたり、散歩をしたりするのもよいでしょう。
　ここまで糖尿病の食事の注意点を見てきましたが、実際に診察や治療を受ける際に、どのようなことに注意すればよいのか不安な方もいるかと思います。そこで、第4章では私がお勧めする診察の受け方や病院の選び方などについて解説をしたいと思います。

表19 ビタミンDを多く含んだ食品

ビタミンDを多く含む食品	100g当たりの成分量（μg）
キクラゲ（乾）	85
しらす干し（半乾燥品）	61
まいわし（丸干し）	50
べにざけ（生）	33
うなぎ（生）	18
乾しいたけ	17
さんま（皮つき／生）	16

column 3

私のYouTubeチャンネルの活用方法

私は2022年7月からYouTubeでの発信を続けています。当初は私の発信を見て、少しでも糖尿病が良くなってくれる人が増えればいいなと思い、投稿を始めました。ですから、チャンネル登録者数も期待していませんでした。せいぜい500人くらいになれば、続けていこうかなという程度の軽い気持ちでスタートしたのです。

しかし、そんな私の目論見は大きく外れました（笑）。なんと動画を5本投稿しただけで、あっという間にチャンネル登録者数が3000人を超えてしまったのです。これは後には引けないな、どうしようかなと正直悩みましたが、これだけ多くの人々が私の発信に期待してくれている証拠なのだから、精一杯続けていこうと決めました。

糖尿病の治療や研究は日進月歩です。常に最新の知見がアップデートされていきます。ですから、私も動画で発信する際はなるべく多くの文献や研究を調べてその進歩についていけるようにしています。

また、YouTubeを始めたことで、私自身も患者さんの悩みを深く理解できるようになったのは大きな経験になりました。みなさんから寄せられたコメントが動画制作のネタになっていることも多々あります。

したがって、私のYouTubeチャンネルを活用していただくのであれば、なるべく新しい動画からご覧いただくことをお勧めします。発信内容がブラッシュアップされているので、過去の動画よりも格段に見やすくなっているはずです。

また、私のYouTubeチャンネルのコンセプトは、ズバリ「薬に頼らず糖尿病を克服する」です。糖尿病は100%ではないにせよ、生活習慣と密接に関係しています。ですから、日頃の生活習慣を見直せば、ちょっとした工夫で病状が改善することも多々あります。その具体的な方法も動画の中で紹介しているので、多くの方に実践していただければこんなにも嬉しいことはありません。

ぜひ「動画を一つ見たら、一つ行動してみる」を基本にして実践してみてください。

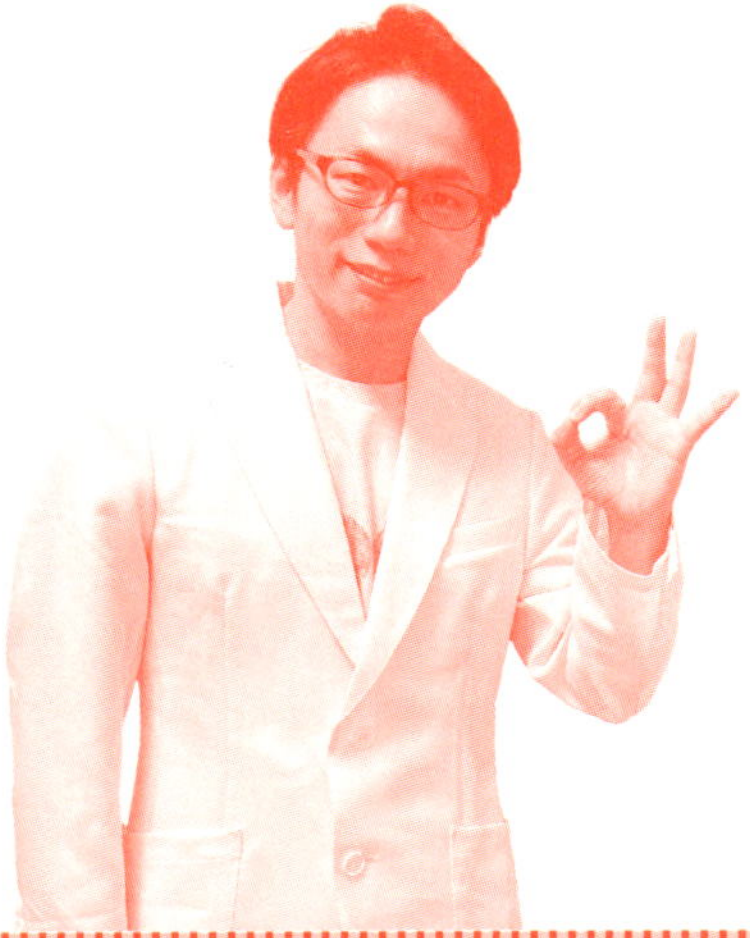

第4章

診察・治療編

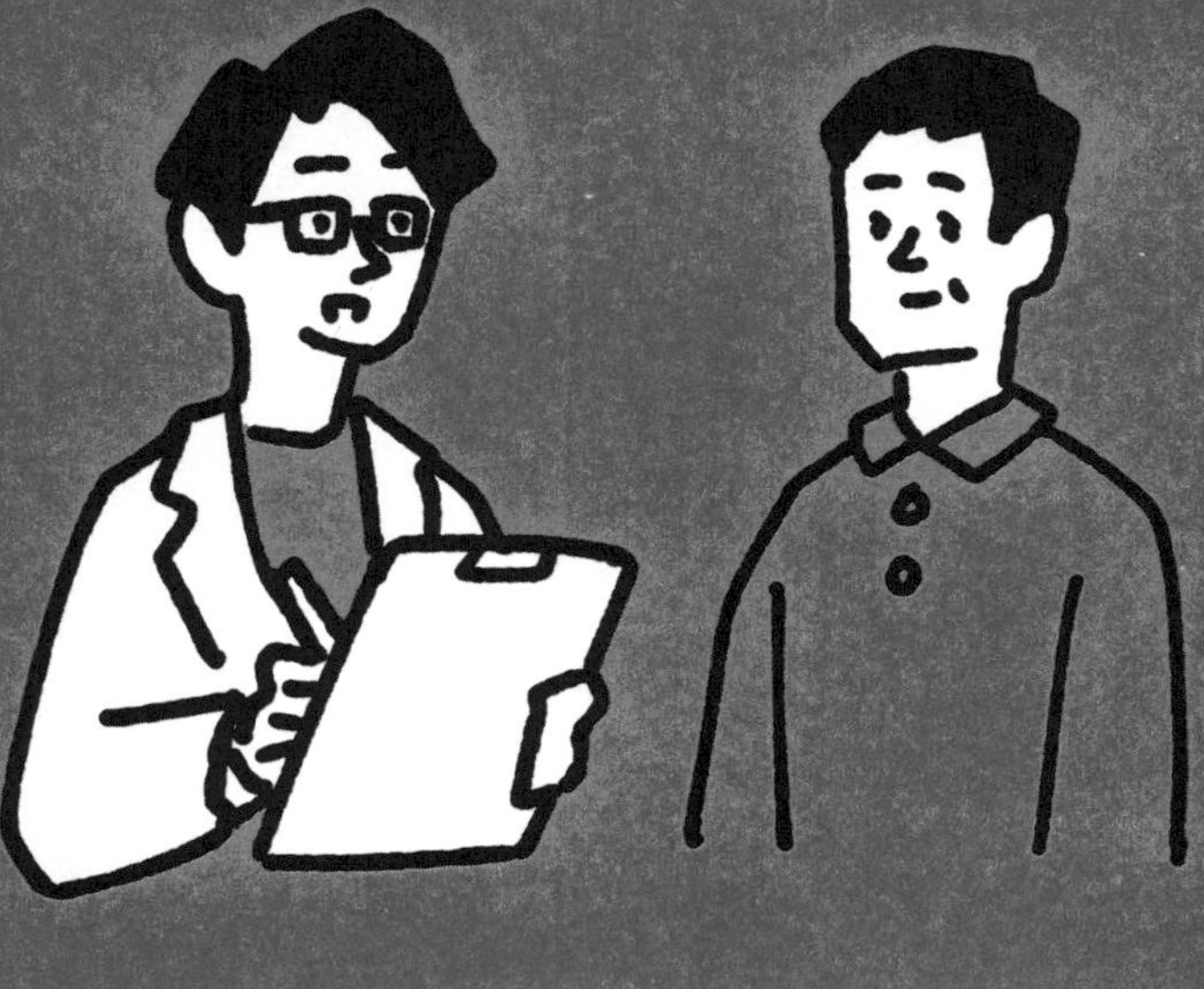

Q36 健康診断で血糖値の異常を指摘されました。糖尿病なのでしょうか？

健康診断で異常が出ても必ずしも糖尿病なわけではありません。健康診断や再検査で条件に当てはまった場合に糖尿病と診断されます。

毎年の健康診断で血糖値の異常を指摘されて、その結果を見ると「要精密検査」と書かれていた……。実際に私のクリニックには、そうした新規の患者さんが数多く訪れます。では、病院やクリニックでは糖尿病はどのような流れで診断されるのでしょうか？　健康診断で「空腹時血糖値とＨｂＡ１ｃの両方が異常」の場合は、病院やクリニックで糖尿病と診断されますが、「空腹時血糖値とＨｂＡ１ｃのいずれかが異常を示した」場合には再検査が必要になります（糖尿病診断フローチャート）。

まず、健康診断で空腹時血糖値に異常があり、喉の渇きなどの糖尿病の典型的症状あるいは糖尿病網膜症がある場合は糖尿病と診断します。これらの糖尿病特有の症状に該当しない場合はその後の再検査で血糖値とＨｂＡ１ｃの両方をチェックし、両方もしくは血糖値あるいはＨｂＡ１ｃのみ異常の場合には糖尿病、検査値に異常がない場合は糖尿病の疑いありと診断されます。再検査では75ｇ経口ブドウ糖負荷試験が行われることがあります。この検査ではよりくわしく糖尿病かどうかを診断することが可能です。

また、健康診断でＨｂＡ１ｃに異常があった時には、再検査で血糖値とＨｂＡ１ｃの両方、あるいは血糖値のみに異常があった場合に糖尿病と診断されます。そして、検査値に異常がない、あるいはＨｂＡ１ｃのみが異常の場合は糖尿病の疑いありと診断されることになります。これらの再検査で糖尿病と診断されなかった場合でも糖尿病予備軍であることは間違いありません。３～６ヵ月以内に再度血糖値やＨｂＡ１ｃをチェックすることも大切になります。

ちなみに、健康診断では尿糖検査を行いますが、この検査で異常が出てもＨｂＡ１ｃや空腹時血糖値に異常がなければ糖尿病ではありません。ただし、この場合、「腎性糖尿」という腎臓の機能障害が疑われるので、必ず病院やクリニックを受診してください。ここまで健康診断で血糖値やＨｂＡ１ｃの異常を指摘され、糖尿病と診断されるまでの流れを紹介しました。実は糖尿病には診断の種類があることをご存じでしょうか？　これについて解説したいと思います。

Q37 糖尿病の診断の種類について教えてください。

糖尿病の判定基準には、「正常型」「境界型」「糖尿病型」の3種類があります。検査の結果、糖尿病型を2回（必ず1回は血糖値の糖尿病型を確認）あるいは血糖値の糖尿病型が1回かつ糖尿病の典型的症状あるいは糖尿病網膜症が認められた場合に糖尿病と診断されます。

病院やクリニックで検査を受け、糖尿病と診断された場合、本格的に治療を開始することになります。しかし、一口に糖尿病と言っても重症度が異なりますが、病院やクリニックではくわしく説明されないことがあります。そこで、糖尿病の診断の種類について解説したいと思います。

病院やクリニックでは血糖値とＨｂＡ１ｃの検査から「正常型」「境界型」「糖尿病型」（図22[*1]）のうち、いずれかの判定が下されます。

正常型は「空腹時血糖値１００mg／dL未満かつ75g経口ブドウ糖負荷試験での２時間値が１４０mg／dL未満」と定義されています。その中でも糖尿病になりやすい状態として空腹時血糖値が「１００mg／dL以上、１１０mg／dL未満」を正常高値と言います。この段階は日常生活に注意すべきですが、治療の対象にはなりません。

境界型は「空腹時血糖値１１０mg／dL以上、１２６mg／dL未満または75g経口ブドウ糖負荷試験での２時間値が１４０mg／dL以上、２００mg／dL未満」と定義されています。この段階は糖尿病予備軍と言われ、３ヵ月～６ヵ月に１回の検査が必要です。医師からも食事や生活の見直しを提案されることになります。

糖尿病型は「空腹時血糖値１２６mg／dL以上、75g経口ブドウ糖負荷試験での２時間値が２００mg／dL以上、随時血糖値が２００mg／dL以上のいずれかを満たす場合」と定義されています。ちなみに、尿に糖が漏れ出すのは、血糖値がおよそ１７０mg／dL以上になってからと言われています。

また、ＨｂＡ１ｃは５・６％未満が正常型、６・０％以上、６・５％未満が境界型、６・５％以上が糖尿病型と診断されます。ＨｂＡ１ｃが８％を超えると、糖尿病の３大合併症（腎症、網膜症、神経障害）が進行しやすい状態になります。さらに、10％を超えると、医師から入院を勧められる段階になります。なお、ＨｂＡ１ｃは７％未満であれば糖尿病の合併症が進行しにくいと報告されているので、この数値を維持することが糖尿病治療の目標となります。

検査の結果、「糖尿病型が２回」（必ず１回は血糖値の糖尿病型を確認）、あるいは「血糖値の糖尿病型が１回かつ喉の渇きなどの糖尿病の典型的症状あるいは糖尿病網膜症」が認められた場合に糖尿病と診断されることになります（表20）。なお、初回検査の判定が随時血糖値で行われた場合、再検査は他の血糖値検査が望ましいと言われています。

糖尿病の診断の種類について解説しましたが、難しく感じた方もいるかもしれません。そこで、簡単に糖尿病の重症度をチェックする方法を紹介したいと思います。

それはあなたのＨｂＡ１ｃの数値に30を足してみるという方法です。そして、この数値を体温としてとらえてみましょう。平熱であれば問題ありませんが、37℃以上であれば異常があると考えられます。一つの目安としてみてください。

ここまで糖尿病の診断について見てきました。残念ながら、糖尿病と診断されたら治療を長期にわたって続けなければなりませんが、これには医師や病院選びも重要になります。そこで、私がお勧めする医師と病院の選び方を紹介したいと思います。

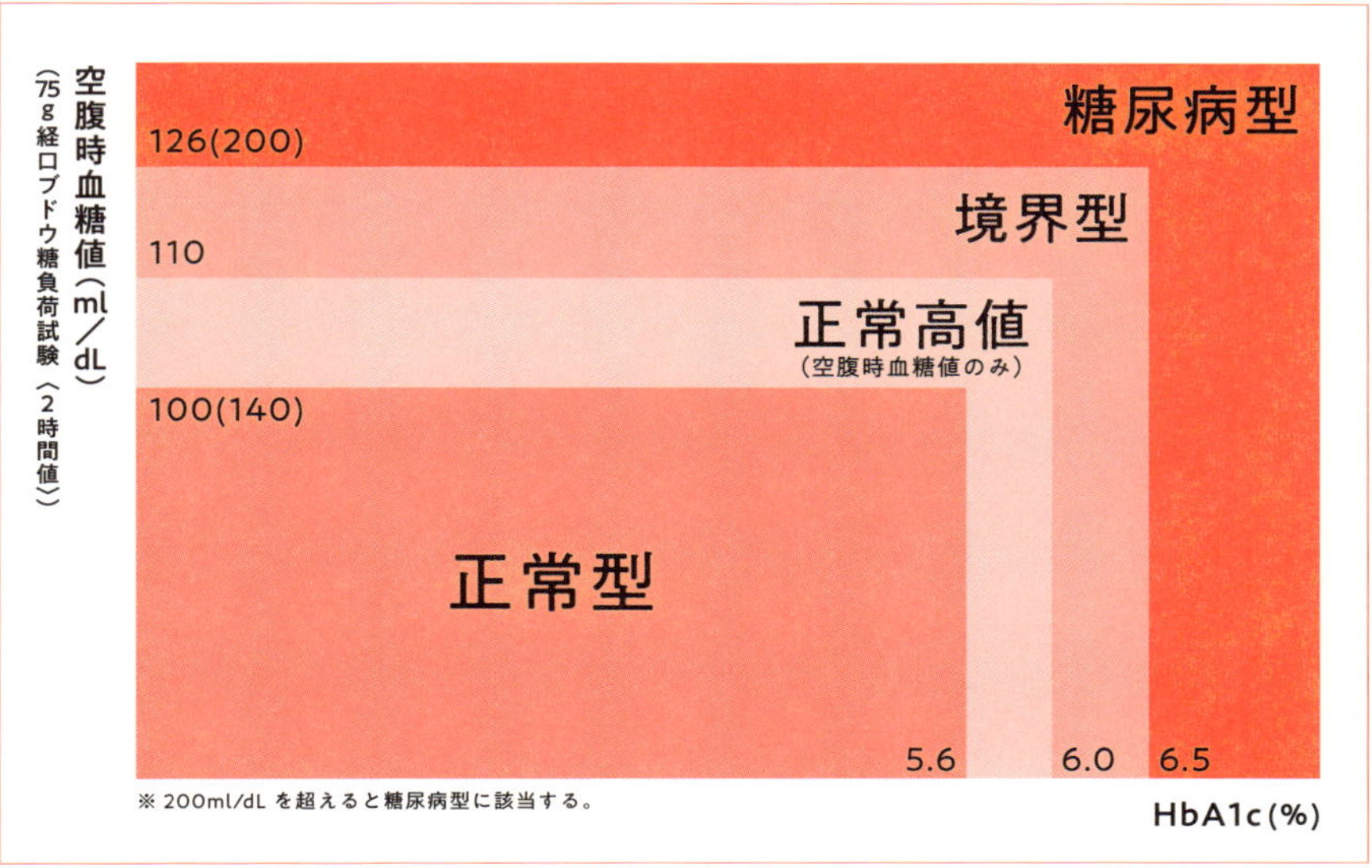

図 22 糖尿病の診断基準の種類

表 20 糖尿病の診断

糖尿病型の診断２回（うち１回は血糖値の糖尿病型を確認）	糖尿型となる血糖値（いずれか一つ）	空腹時血糖値 ≧126 mg/dL
		75g 経口ブドウ糖負荷試験(2時間値) ≧200 mg/dL
		随時血糖値 ≧200 mg/dL
	糖尿病型となるHbA1c	HbA1c≧6.5%
血糖値の糖尿病型の診断１回と右記症状のいずれかに該当	糖尿病の典型的症状	
	糖尿病網膜症	

※初回検査の判定が随時血糖値で行われた場合、再検査は他の血糖値検査が望ましい。

Q38 糖尿病になったらどんな病院に行けばよいでしょうか?

Web上で糖尿病専門医がいる病院を検索してみてください。その中でも近所の通いやすい病院やクリニックを選ぶとよいでしょう。

糖尿病と診断されたら、しっかりと治療したいと思っている方が多いかと思います。確かに、糖尿病は一般的な内科でも診察を受けることが可能です。しかし、医師によって知識や経験はまちまちです。したがって、糖尿病を本気で良くしたいと思うのであれば、医師や病院の選び方は大変重要になります。そこで、どのような点に注意して病院やクリニックを選べばよいのかについて私なりの見解を紹介したいと思います。

まず、病院選びの際に参考にしたいのが「糖尿病専門医」がいるかどうかです。糖尿病専門医の資格を取るには、まず内科あるいは小児科で規定の研修を終え、それぞれの学会の認定医や専門医の資格を取る必要があります。そして、さらに糖尿病に関する専門的な研修を3年以上受けて、レポートを提出し、専門医試験（筆記と面接）に合格して初めて名乗れる資格です。そのため、一般的な内科医よりも糖尿病に関する深い知識と治療技術を併せ持っている可能性が高いと言えます。加えて、糖尿病科、糖尿病内科を標榜《ひょうぼう》する病院やクリニックの場合も専門的な治療を受けられる可能性が高いです。ホームページを見て糖尿病専門医が在籍しているかを確認するとよいでしょう。

また、みなさんの中には大学病院や総合病院で治療してもらえれば、高度な治療を受けられるので安心ではないかと思われる方がいるかもしれません。しかし、これらの病院は重症な患者さんを治療対象としており、予約がなかなか取れなかったり、待ち時間も長くなったりします。そのため、大学病院などに無理して通う必要はありません。糖尿病は長期にわたって通院が必要となる病気です。近所の通いやすい病院やクリニックを選ぶとよいでしょう。なお、お住まいの近所の病院やクリニックに糖尿病専門医が在籍しているかについては日本糖尿病学会のホームページ（https://www.jds.or.jp/）の専門医の検索で確認することができるので活用してみてください。

ここまで病院や医師を選ぶ基準について解説してきましたが、糖尿病になったらどのような流れで診察を受けるのでしょうか？　これについて紹介したいと思います。

Q39 糖尿病の受診の流れを教えてください。

通常の病院やクリニックに行くと、問診、検査、診察、治療といった一連の流れがあります。ただし、通院頻度は症状や各施設の判断によって異なります。

糖尿病と診断されたら、病院やクリニックに定期的に通うことになります。しかし、みなさんの中には診察の際に医師にどのような情報を伝えればよいのか不安な方がいるかもしれません。

そこで、糖尿病での受診の流れ（図23）とその際に押さえておきたいポイントを紹介したいと思います。

まず、病院やクリニックに行くと問診票に受診の動機や既往歴、家族歴などを記入し、看護師やスタッフが現在の体調や症状についてヒアリングを行います。この時、治療や日常生活で疑問がある方はその旨を伝えてください。

また、定期的に通院している方はQ14で解説した糖尿病を克服する5つのステップの第一ステップ「現在の自分の糖尿病の状態を正確に知る」、第二ステップ「日常生活の確認」で得た情報にポイントを絞って伝えるのもお勧めです。例えば、日頃の血糖値の変動や食事、生活の変化をメモしておくとよいでしょう。

問診を終えたら必要に応じて血液検査、尿検査、眼底検査を行います。これらの検査は1～2ヵ月に1回程度が目安となります。その後、検査結果と問診内容をもとに医師が診察を行います。この時、現時点での重症度、今後の治療方針、治療目標などを聞いてみるとよいでしょう。また必要に応じて運動指導や管理栄養士が食事指導を行ったりすることもあります。

ちなみに、通院の頻度の目安は症状が安定していれば1～2ヵ月に1回程度、寛解の状態や糖尿病予備軍に該当する方は3ヵ月～半年に1回となります。

また、病院やクリニックによっては「糖尿病連携手帳」を渡されることがあります。これは主治医や病院が変わったり、合併症を発症したりした際に一目で糖尿病治療に重要な情報が分かるツールです。この手帳は患者さんの氏名や住所、血液検査の結果、生活習慣、病態、かかりつけ医、薬剤に関する情報などを記入できるようになっています。糖尿病の治療継続に役立つのでぜひ活用してみてください。

なお、糖尿病が軽度なうちは食事療法や運動療法を勧められることがほとんどですが、症状が進行するとインスリン注射（Q40）や内服薬（Q41）が処方されることになります。処方される薬剤は、症状に応じてさまざまですが、これについて解説していきたいと思います。

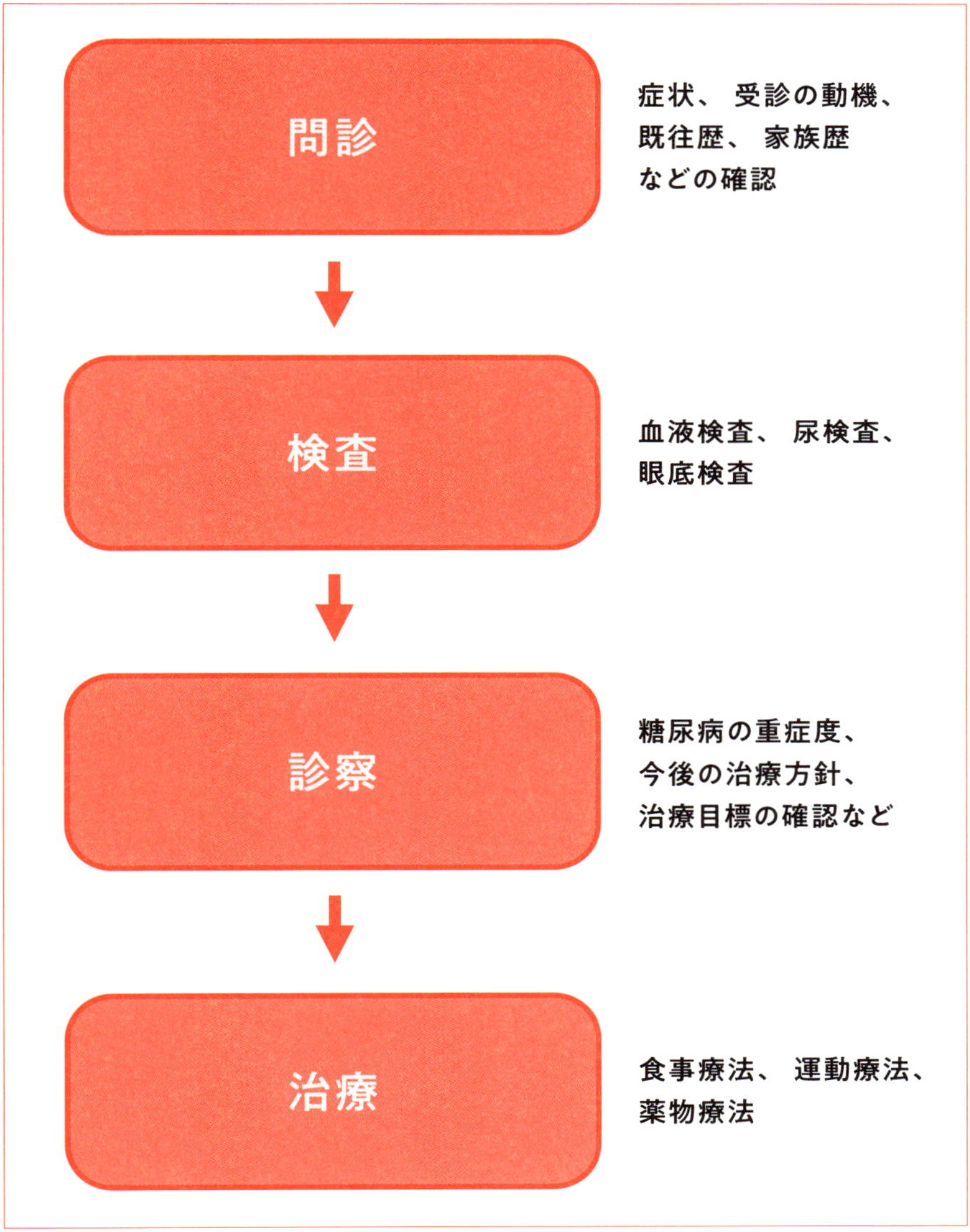

図23 糖尿病の受診の流れ

Q40 糖尿病のインスリン療法とはどんな治療法ですか？

血糖値を安定させる目的でインスリンを注射する治療法です。糖尿病の種類に応じて注射するインスリンの種類が異なり、注射のタイミング、効果の持続時間などにも違いがあります。

糖尿病治療と言うと、インスリン注射をイメージする方が多いと思います。実はインスリン注射の対象となる患者さんは、糖尿病の種類や症状で決まります。そのため、すべての糖尿病患者さんがインスリン注射を打つことになるとは限りません。では、具体的にどのような患者さんが対象になるのでしょうか?

まず、インスリン注射(糖尿病注射薬一覧)は、インスリンと同じ作用を持ち、体内のインスリン作用持続時間を調節し、精製した「インスリンアナログ」と微生物によってヒト型のインスリンを精製した「ヒトインスリン」に大別されます。インスリン療法ではありませんが、最近ではGLP-1受容体作動薬やGIP/GLP-1受容体作動薬の注射薬が出てきています。その他にも、インスリンとGLP-1受容体作動薬を配合したインスリン・GLP-1受容体作動薬配合剤も使われるようになっています。また、効果が現れるまでの時間と効果の持続時間によって、超速効型、速効型、中間型、混合型、配合溶解、持効型の六つに分類され、注射のタイミングも異なります。なお、インスリンの注入器には使い捨てのキット製剤、ペン型で詰め替え型のカートリッジ製剤、インスリンポンプなどで使用するバイアル製剤などがあります。

インスリン療法の主な対象となるのが1型糖尿病(Q11)です。1型糖尿病は膵臓のβ細胞が衰え、インスリンの分泌がほとんどなくなってしまうことで発症します。そのため、インスリンを注射で補わないと、血糖を正常にコントロールできません。

なお、1型糖尿病のインスリン注射は、1日1回の持効型や中間型を基本の注射とし、さらに食前に超速効型や速効型を注射します。また、重度の2型糖尿病でインスリンを比較的分泌できている場合には、基本となる持効型や中間型だけを打って血糖をコントロールすることもあります。

さらに、インスリンに血糖降下薬を組み合わせることで効果的に血糖をコントロールすることが可能な場合もあります。ちなみに、妊娠糖尿病も血糖降下薬の胎児への副作用を考えてインスリン療法が行われます。

ただし、インスリン療法は用量を誤ると低血糖を引き起こしたり、血糖値の大幅な変動が起きたりしてしまうので大変危険です。そのため、インスリン注射を打つ際は持続血糖モニターを使ったり、血糖自己測定を行ったりして血糖値を管理する必要があります。

ここまでインスリン療法について解説してきましたが、糖尿病治療には内服薬を使うこともあり、その薬剤にも作用機序が異なるさまざまな種類があります。これについて紹介したいと思います。

Q41 糖尿病の内服薬に種類はありますか？

糖尿病の内服薬はインスリンの分泌を促す薬と促さない薬の2種類に大別されるように作用機序はさまざまです。病院やクリニックでは、これらを単剤あるいは組み合わせて処方することになります。

2型糖尿病は食事療法や運動療法が基本となります。しかし、血糖コントロールがうまくいかない場合や症状が進んでしまった場合には血糖降下薬（糖尿病内服薬一覧）を服用することになります。では、糖尿病の内服薬にはどのような種類があるのでしょうか？

血糖降下薬はインスリンの分泌を促す薬と促さない薬の二つのタイプに分類されます。まずインスリンの分泌を促す薬としては血糖値が高くなった時に用いるインクレチン関連薬があります。インクレチン関連薬は消化管ホルモンの一種であるインクレチンの働きを利用して血糖値の上昇を抑える薬です。インクレチン関連薬はインスリンの分泌がある患者さんに処方され、DPP-4阻害薬とGLP-1受容体作動薬の2種類があります。DPP-4阻害薬はインスリン分泌を促す物質の作用を強め、血糖値を下げる薬です。この薬は1日1～2回のものや週1回の服用で済むものもあります。ちなみに、GLP-1受容体作動薬には食欲を抑える働きがあり、アメリカでは肥満症の治療にも用いられています。

研究によると、「GLP-1受容体作動薬を服用した患者のうち約3割の体重が5%落ちた[*86]」という報告があります。とはいえ、日本では健康な人に対する安全性が担保されていないため、糖尿病治療の目的以外では処方されていません。なお、GLP-1受容体作動薬の服用は1日1回の服用になります。その他にも血糖値が高くなった時に用いる薬としてはイメグリミンがあります。これは最近使われるようになった薬でインスリンの分泌を促すだけでなく、インスリン抵抗性を改善させる作用があります。

また、血糖値に関係なくインスリンを分泌させる作用がある薬としてはスルホニル尿素薬（SU

薬）と速効型インスリン分泌促進薬（グリニド薬）があります。スルホニル尿素薬は古くから糖尿病治療薬として用いられ、膵臓のβ細胞に働きかけてインスリンの分泌を促します。

ただし、この薬は血糖値に関係なくインスリンを分泌させるため、作用の強い薬と言えます。この薬が処方されるのはインスリン分泌が低下し、常に高血糖状態が続いている方になります。1日1～2回の服用で使いやすい薬ではありますが、低血糖や体重増加などのリスクがあります。

速効型インスリン分泌促進薬もインスリンの分泌を促し、食後血糖値の急上昇を抑えますが、その効果時間は2～3時間しかありません。この薬が処方されるのは膵臓からインスリンが分泌されているのに食後に血糖値が急上昇する方です。1日3回食前の服用が必要となりますが、飲み忘れなど用法・用量を間違えると低血糖を起こすので、必ず医師の指導を受けてください。

一方、インスリンの分泌を促さない薬としてはビグアナイド薬（BG薬）、チアゾリジン薬（インスリン抵抗性改善薬）、α-グルコシダーゼ阻害薬（α-GI）、SGLT2阻害薬があります。

ビグアナイド薬は糖新生を抑え、インスリンの働きを高めて血糖値を下げる薬です。この薬が処方されるのは主に肥満やメタボリックシンドロームの方になります。ビグアナイド薬は副作用が少ないため、他の血糖降下薬やインスリン注射と併用されますが、ごくまれに乳酸アシドーシスという危険な副作用を起こすことがあるので注意してください。

チアゾリジン薬はインスリン抵抗性を改善して血糖値を下げる薬です。この薬は肥満によるインスリン抵抗性を抑える働きがあります。また、α-グルコシダーゼ阻害薬は、腸での糖の消化吸収を遅らせ、食後の高血糖を抑える薬です。α-グルコシダーゼ阻害薬は食後に血糖値が急上昇する方に処方され、大きな副作用もほとんど起こりません。

糖尿病の薬で比較的新しいのがＳＧＬＴ２阻害薬です。この薬は血液中の余分なブドウ糖を尿と一緒に排泄して血糖値を下げます。この薬は肥満の方に処方され、一部のＳＧＬＴ２阻害薬は１型糖尿病でインスリン注射をしている方にも用いることができます。ただし、この薬を服用すると、トイレの回数が増えるので注意してください。病院やクリニックではこれらの血糖降下薬を単剤あるいは組み合わせて処方することになります。

ここまで糖尿病の内服薬やインスリン療法について紹介しましたが、糖尿病になったらこれらの治療をずっと続けなくてはいけないのでしょうか？　これについて解説したいと思います。

Q42 糖尿病になったら内服薬やインスリン療法を止めることはできませんか？

1型糖尿病は生涯にわたるインスリン療法が必要ですが、2型糖尿病は努力次第で薬物療法やインスリン療法を止めることができます。

糖尿病は治ることがない病気です。そのため、内服薬やインスリン療法を始めたら一生続けなければならないと考えている糖尿病患者さんがいますが、必ずしもそうとは言えません。確かに、1型糖尿病は、インスリンがほとんど分泌されないため、インスリン療法を生涯にわたって続けることが必要になります。しかし、2型糖尿病であれば、努力次第で薬を止めることは可能です。そこで、どんな時に内服薬やインスリン療法を止めることができるのかについて解説したいと思います。

実は2型糖尿病が重度な場合は、治療初期にインスリン療法を導入することによって膵臓からのインスリンの分泌量が増えたり、インスリンの働きが改善されたりすることがあります。私の患者さんの中にもインスリン療法を開始してからしばらく経って内服薬に切り替えることができた方は大勢いらっしゃいます。インスリン療法を受けるとなると、気分が落ち込みがちになりますが、積極的なインスリン療法が糖尿病を良くすることもあることを知っておくとよいでしょう。

また、内服薬を服用している2型糖尿病の場合も、食事療法や運動療法が功を奏して血糖コントロールがうまくいけば薬物療法を中止することが可能です。さらに、生活習慣を見直していけば、寛解の状態に至ることも決して難しくはありません。研究によると「食事や運動などの見直しによって6・1%の人が糖尿病の寛解を達成した[*87]」ことが分かっています。ただし、加齢に伴い食事療法や運動療法だけでは血糖をコントロールできなくなってしまうのも事実です。高齢になると筋力の低下が起こりやすくなるため、食事制限が必ずしも適切とは言えないこともあります。したがって、糖尿病は早期発見、早期治療こそがその後の治療の成否を決めると言っても過言ではないことを知っておきましょう。

生活習慣由来の2型糖尿病であれば、努力次第で薬物療法やインスリン注射を止めたり、寛解の状態に持ち込めたりすることがお分かりいただけたのではないでしょうか。そこで、次章では血糖値を下げるために知っておきたい自分でできる糖尿病克服法を紹介したいと思います。

column 4

未来の糖尿病治療

糖尿病の治療がどうなっていくのか？　その未来予想図をあくまで私の意見として言わせていただきたいと思います。必ずこうなるというものではなく、こうなったらいいなという希望も込めて二つお話しします。

一つはグルカゴン（Q８）を阻害する新たな薬の開発です。すでにアメリカでは臨床試験まで進んでいて、グルカゴンの働きを抑えることで血糖値を下げることが期待されています。グルカゴンは、インスリンと同じく膵臓から分泌されるホルモンですが、インスリンとは逆に血糖値を上げる働きをします。通常グルカゴンは血糖値が低くなった時に肝臓に働きかけて糖新生という現象を起こし、血糖値を上げます。

実は、２型糖尿病患者さんは血中のグルカゴン値が高く、糖新生が常に亢進《こうしん》している状態です。これが慢性的な高血糖になる原因の一つだと言われています。ですから、このグルカゴンの働きを抑制できれば、血糖値を下げることができるため、糖尿病の新たな治療薬として期待されています。

もう一つ注目しているのが、血糖測定機器の進化です。本書で紹介している通り、リブレの開発によって、格段に血糖測定の技術が進歩しました。このセンサーは一度腕に取り付けてしまえば、血糖値の動きを連続して確認することができます。これまでは指先に針を刺して血糖測定をしていましたが、これよりもはるかに簡単に血糖値を知ることができるようになりました。

おそらく血糖測定に関しては、今後さらに進化し、アップルウォッチのような機械をつけているだけで血糖値がリアルタイムに分かる時代が来ると思います。2024年現在も、精度はまだ低いようですがウォッチ型の血糖測定器が海外の企業を中心に開発されています。

こうした測定器が市販されるようになると、「自分がどんな食事をすると血糖値がどのくらい上がるのか」などといった自分の状態を簡単に把握することができるようになります。すると、より血糖値の変動に注意が向くようになるので、食生活や運動などといった生活習慣の変容につながるはずです。

近い将来、多くの人が薬に頼らずに糖尿病をある程度コントロールできる時代が来るのではないか、と私は期待しています。

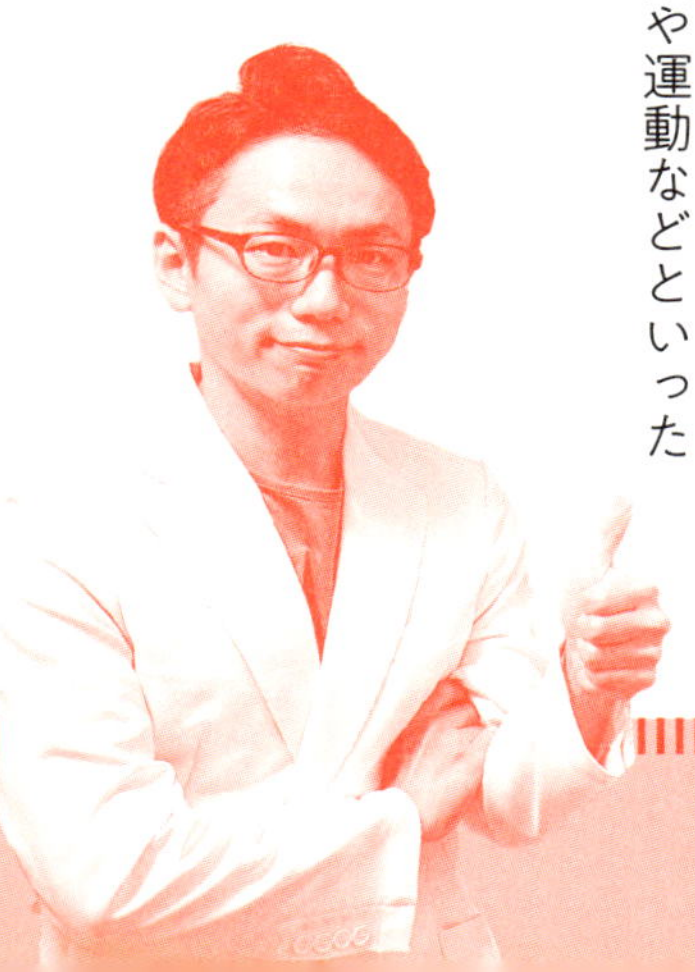

第5章

自分でできる糖尿病克服法編

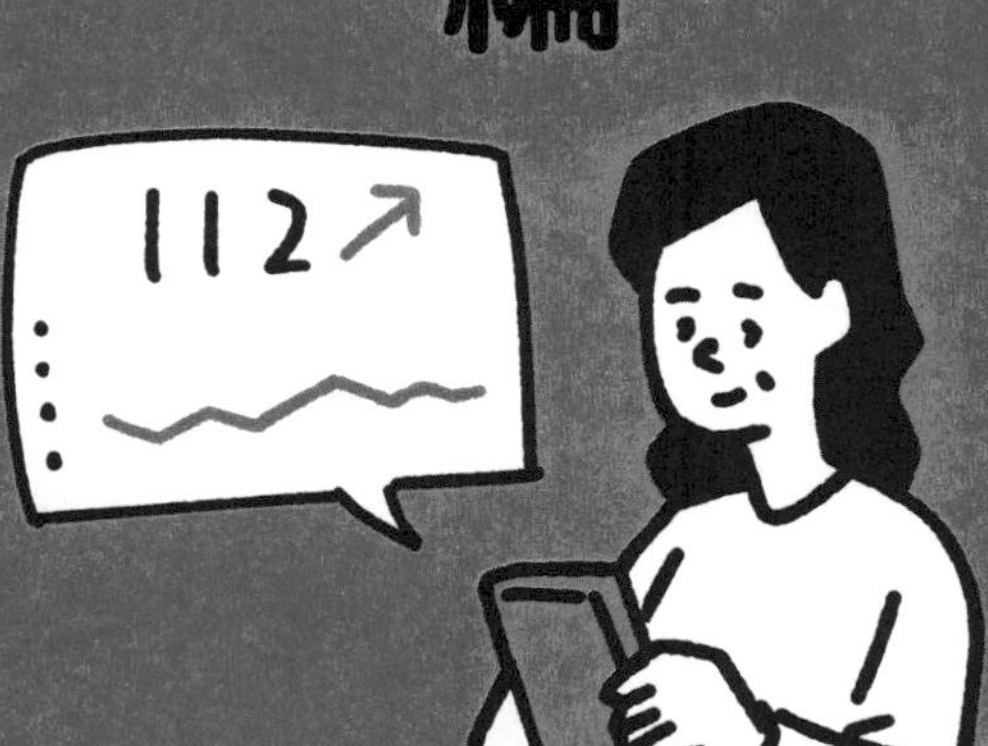

Q 43
血糖値低下に効果的なフリースタイルリブレとは何ですか？

MOVIE

リブレはリアルタイムに血糖値を測定するセンサーで、生活習慣の見直しに役立ちます。

糖尿病はさまざまな要因が複雑に絡まり合って発症する病気です。しかし、生活習慣病と言われていることからもお分かりのように食事や運動習慣を見直すことで血糖値を下げることは可能です。ただ、糖尿病患者さんからは「それができれば苦労はしない」「実際にどうしたらいいのか分からない」という声が寄せられます。そうした方々にお勧めしたい方法が「血糖値の見える化」です。そこで、血糖値を見える化し、生活習慣を整えるリブレの使い方（薬に頼らず血糖値を下げるフリースタイルリブレセンサーの使い方）を紹介したいと思います。

リブレは500円玉程度のサイズのセンサーで、二の腕に取り付けて血糖値を測定します。オンラインストアを見ると、1個6500円程度で販売されています（リブレは1型あるいは2型の糖尿病患者でインスリン注射を打っている場合は保険適用される）。リブレを購入する際にはいくつかの注意点があります。リブレにはリーダーとセンサーという2種類の商品がありますが、必ずセンサーを購入し「FreeStyleリブレLink専用」の製品であるかも確認するようにしてください。

リブレを購入したら、スマートフォンのアプリ（リブレLink）をダウンロードしましょう。iPhoneを使っている方ならApp Store、アンドロイドをお使いの方はGoogle Playで検索してみてください。センサーはスマートフォンのアプリと連携をしているのでスマートフォンを近付けるだけで血糖値を確認することができます。アプリをダウンロードしたら、センサーを体に取り付けてみましょう。まず、センサーパックの蓋を開けたら、センサーアプリケーターの蓋を外します（ねじって開ける）。そして、黒のマークに合わせて引き上げます。そうしたら、二の腕に垂直にセンサーをセットして、一気に「ガチャッ」と音がするまで腕に押し込みます。その後、スマートフォンをセンサーにかざすと60分後に血糖測定が可能になります。このセンサーは一度取り付けると、2週間で寿命を迎えます。リブレは15分ごとに血糖値を測定し続けますが、最初は必ず4週間分のデータを計測し、チェックするようにしてください。

具体的には初めの2週間は普段通りの生活をして、自分の血糖値のパターンを知ります。そして次の2週間で食事や運動を見直すことで、初めの血糖値からどれくらい下がったかを確認でき、今後の生活改善に役立てることができます。ここまでリブレの使い方について紹介しましたが、センサーで測ったデータをどのように見ていけばよいのでしょうか？　これについて解説したいと思います。

Q 44

フリースタイルリブレのデータの見方を教えてください。

リブレの血糖値データの変動がグレーのゾーン（70〜180mg/dL）の範囲内にあれば、おおむね適正と判断できます。

また、食後高血糖や夜間低血糖などの異常も確認できます。

MOVIE

リブレを取り付けたら毎日の血糖値の動きを観察してみましょう。ここで注意しておきたいのが、初めてリブレをつける時は必ず普段と同じ食事や生活をするということです。まずは、ベースラインとなる数値を知ることこそが生活の見直しのスタートとなります。研究によると「リブレでしっかりとデータを測定し、生活改善することで血糖値が下がる[*88]」ということが分かっています。では、具体的にリブレのデータの見方を解説していきましょう。

実際に2週間分のデータを測定したら、「リブレＶｉｅｗ」というＷｅｂサイトで日々の血糖値の変動（図24）を分析します（スマートフォン一つで血糖値を下げるリブレＶｉｅｗの活用方法）。本項ではリブレＶｉｅｗの画面を紹介しながらデータの見方を解説します。

血糖値の変動ページを見ると、波形のグラフにグレーのゾーンが描かれているのがお分かりになると思います。このグレーのゾーンは血糖値が70～１８０mg／dLの範囲にあることを示しています。これは適正な血糖値の範囲を示しており、毎日の血糖値の変動をこの範囲内に収めることができれば、薬に頼らず、糖尿病を克服することができる目安となります。

血糖値の変動ページを見ると深夜０時から翌日０時までの24時間の血糖値の推移を確認することができます。血糖値のデータを見た時に確認したいのが、血糖値がどの時間帯に上がりやすいのか、低血糖の時間帯があるか、血糖の変動幅が大きくないか、朝食前に血糖値が上がってきていないか、時間帯や日によって血糖値にばらつきがないかということです。これらのデータを見ることによって、食後高血糖や夜間低血糖、暁現象の有無、血糖値の変動の質などを確認することができます。

また、「目標範囲内であった時間」を見て、グリーンの目標範囲の割合が増えることを確認していくと血糖値が改善した目安になります。

さらに「日別記録」の項目では血糖値が記録されたタイミングに食事内容や生活内容などをメモすることができます。こうした作業は地道で敬遠しがちですが、血糖コントロールに役立つので試してみるとよいでしょう。

また、患者さんから「このセンサーでHbA1cは分からないんですか？」という質問を受けることがあります。通常HbA1cは病院で採血をするしか知る方法はありませんが、実はこのセンサーを使うと「グルコース管理指標」（図25）という項目で、直近5日間の血糖値の変動からHbA1cの近似値を知ることができます。この数値とともに平均グルコース値（血糖値）が下がっていくことを確認できれば糖尿病が良くなっている証拠です。生活改善の指標や励みにしてみるとよいでしょう。

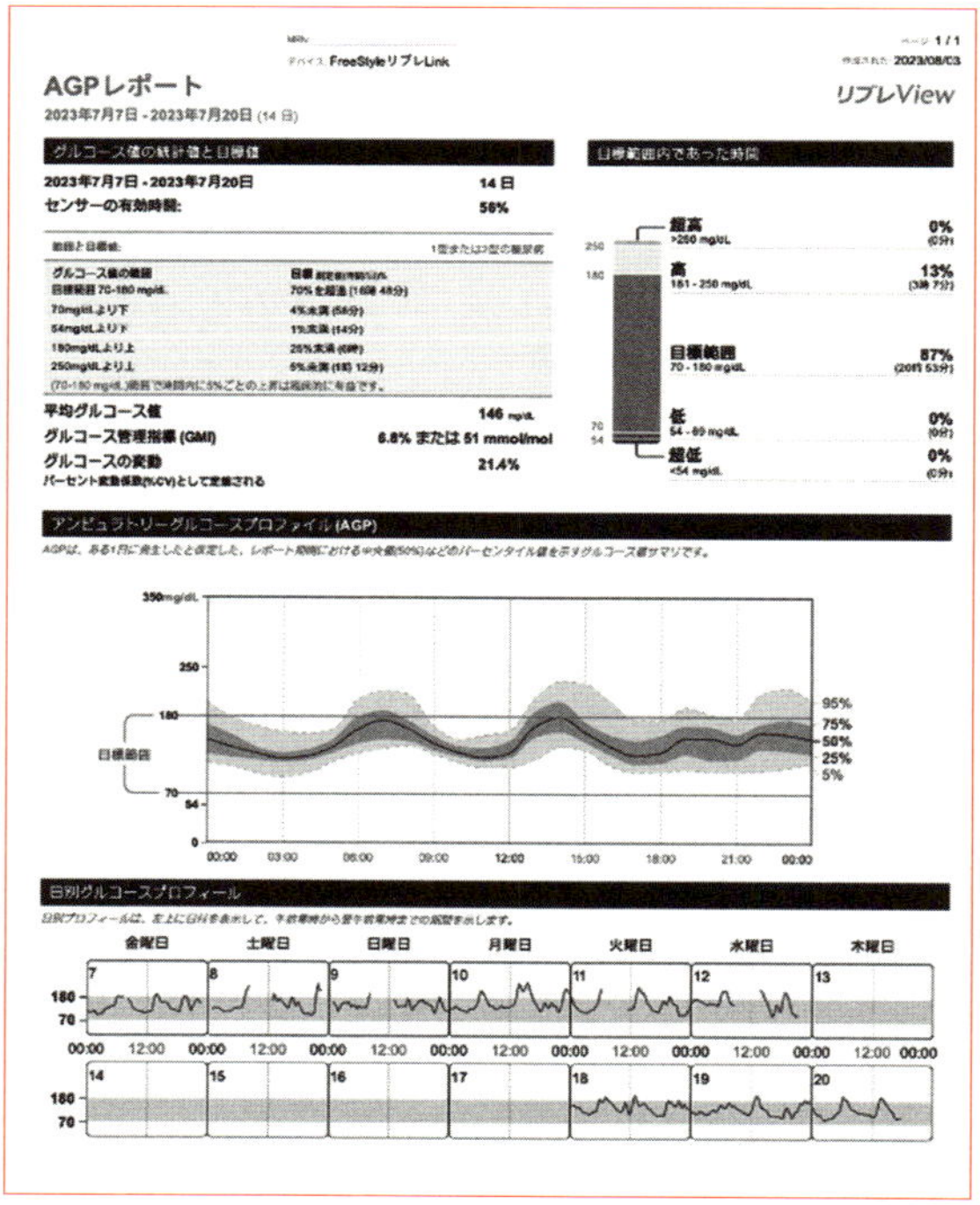

図 24 リブレ View の画面

では、血糖値のデータを見た時に異常が起こっていた場合にはどうすればよいのでしょうか？それぞれの状況に応じた具体的な改善策を紹介したいと思います。

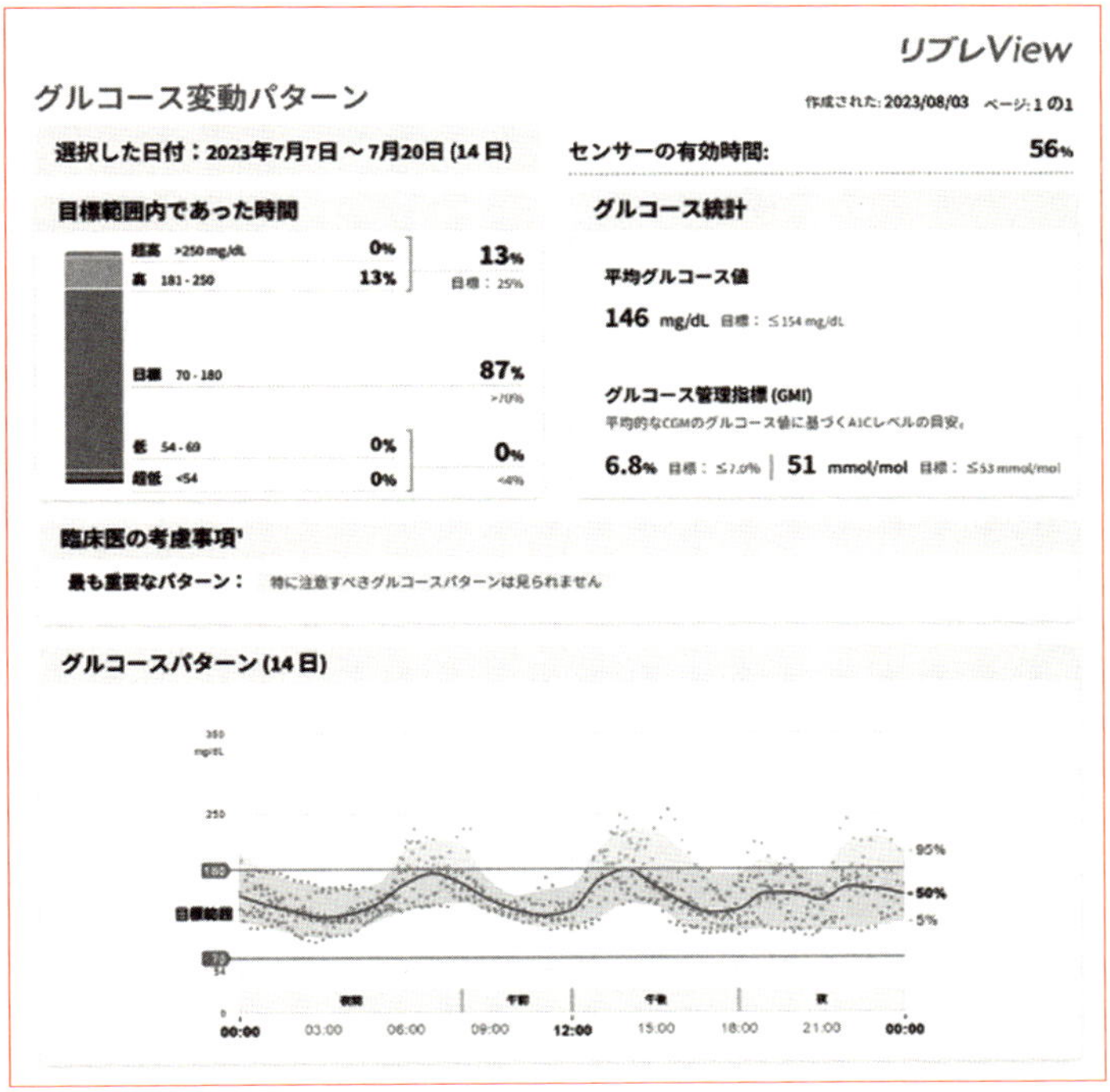

図25 グルコース管理指標の画面

Q45

フリースタイルリブレの血糖値を見ると朝に急上昇しています。どうすればよいでしょうか？

朝食で野菜ジュースやスムージーを飲んでいる方は控えてください。主食の炭水化物の量を減らしたり、糖質が少ない食べ物に置き換えたりするのもお勧めです。

私のクリニックを訪れた糖尿病患者さんに実際にリブレを装着してもらったところ、糖尿病の症状や原因の違いによってグラフがさまざまな形状を示すことが分かりました。そこで、本書では実際の症例を例にとって食事や生活をどのように改善すればよいのかについて解説したいと思います。本項では血糖値のグラフが波形に乱高下している方の症例を紹介します。

「健康には人一倍気を使っているけれど、最近血糖値が上がってきている」と相談してくださったのは50代男性の加藤さん（仮名）です。初めてお会いした時はダークスーツに日焼けした肌のいかにもできるビジネスマンという印象を受けました。実際に話を伺うと、「接待でお酒は毎日のように飲むものの、スポーツジムには週に2回通っていること」「最近太り気味だからと、ダイエットのために朝食は抜くようにしていること」を語ってくださいました。しかし、今年の健康診断ではHbA1cが6・4％という判定が出て、医療機関を再受診することになったと言います。

そこで、私は加藤さんにリブレを装着することを提案し、血糖値の変動をチェックすることにしました。すると、朝に大きな血糖値の変動があることが分かりました（図26）。「朝食を抜いているのに血糖値が大

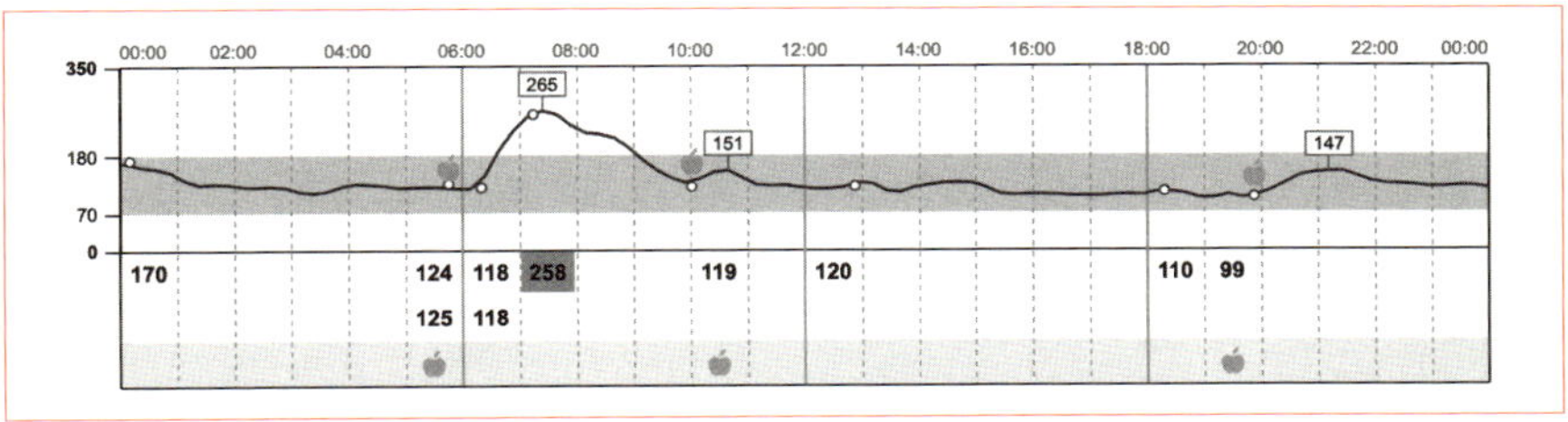

図26 加藤さんの生活改善前のリブレの血糖値のグラフ

幅に上昇するのはおかしい」と思った私は加藤さんに連絡して、事情を確認することにしました。すると、加藤さんは朝食代わりに市販のスムージーとプロテイン飲料を毎朝飲んでいたと言うではありませんか。さらに、加藤さんは「固形物の食べ物は血糖値を上げるけど、飲み物であれば問題ないと思っていた」とおっしゃったのです。

その後、私は加藤さんが毎日飲んでいるスムージーとプロテイン飲料の糖質量を確認することにしました。すると、スムージーには18g、プロテイン飲料には10gも含まれていることが分かったのです。つまり、この朝食の習慣が血糖スパイクを引き起こす原因でした。これらの飲み物の糖質量だけを見ればそれほど多いとは思わないかもしれませんが、飲み物は食べ物よりも吸収が早く血糖値を急上昇させやすいのです。

そこで、加藤さんにはスムージーやプロテイン飲料を朝食代わりに飲むことを止めてもらい、食事の30分前に2杯の水（Q34）を飲んでから、タンパク質をしっかり摂ること、カーボラスト（Q28）で食事をするように指導しました。さらに主食となる炭水化物は通常の半分程度に減らすことや、白米の場合はもち麦や五穀米に変えたり朝食の食パンはライ麦が含まれている物にしたりすることを紹介しました。

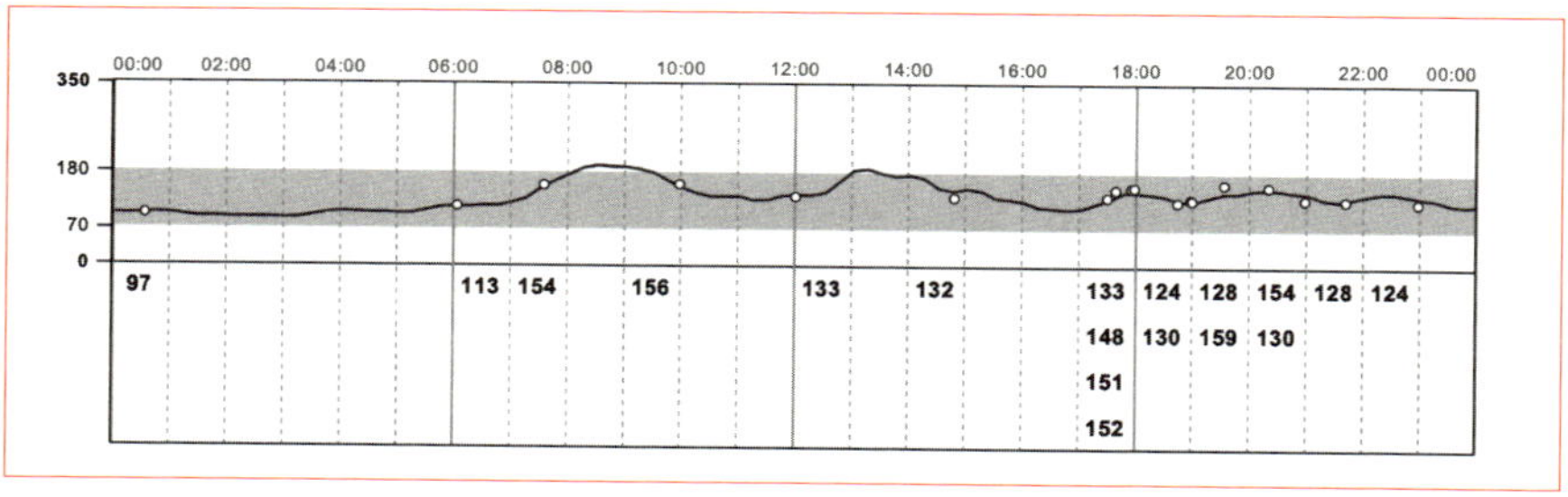

図27 加藤さんの生活改善後のリブレの血糖値のグラフ

そして、食事が終わったら、15分間以内に15分間程度のウォーキングを心がけるように伝えました。

私が提案した方法をすぐに実践した加藤さんは朝の血糖値の急上昇が収まり（図27）、4週間後の再検査ではHbA1cの数値が5％台へと低下し、リブレの血糖値がグレーのゾーンに収まり、ほぼ糖尿病予備軍を脱していたのです。加藤さんのように生活習慣を変えると、最短で1～2週間程度、長くても4週間も経過すると、血糖値の変動が緩やかになっていきます。さらにこの状態を習慣化するためにもまずは3ヵ月間程度続けてみましょう。研究によると、「習慣を変えるのに7割弱の人が84日間かかる」[*89]ことが分かっています。

糖尿病は血糖値が上がりやすい体質が一因で発症する病気です。体質改善には時間がかかることを覚えておきましょう。

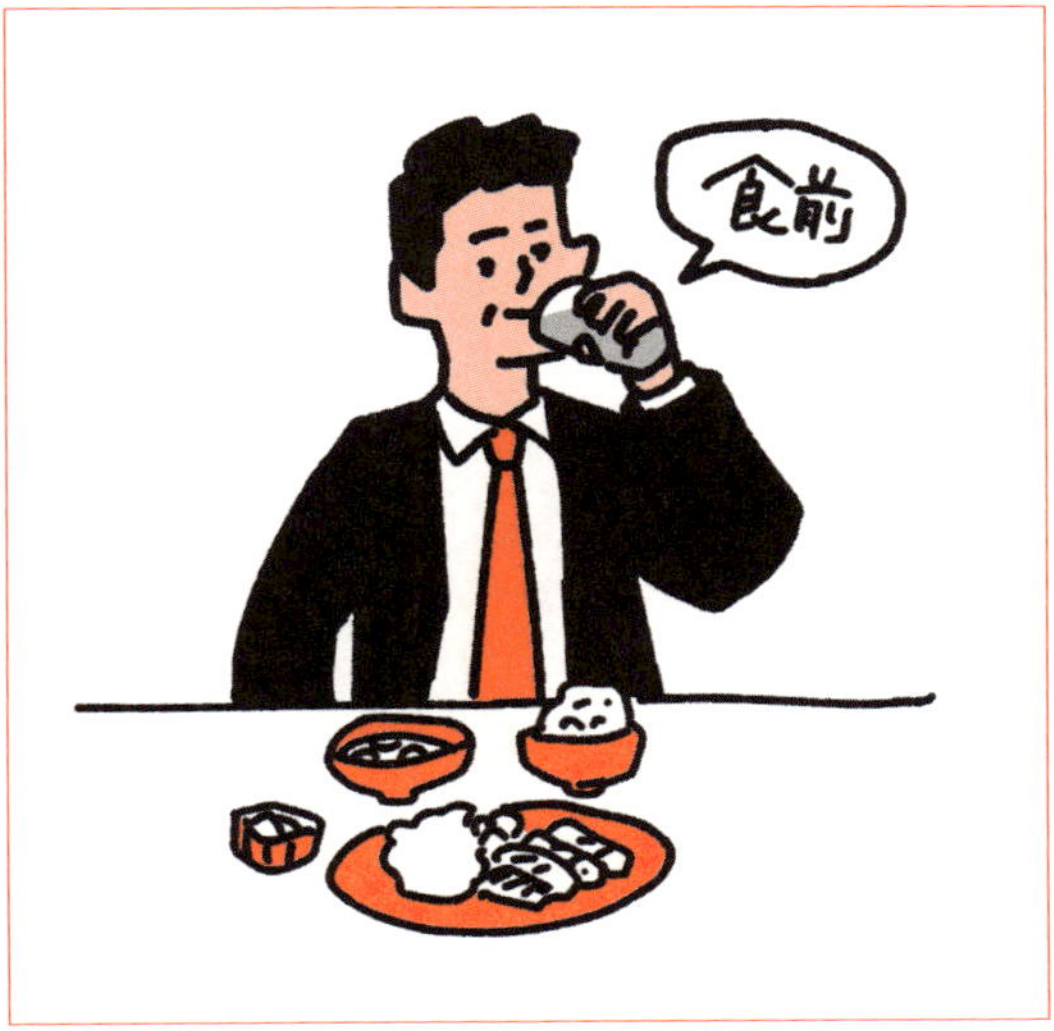

図28 食前に水を飲む加藤さん。

Q46

フリースタイルリブレの血糖値を見ると血糖スパイクがあります。どうすればよいでしょうか？

夕食の時間が遅いことや夕食の量が多いことが原因です。朝食をしっかりと食べることを心がけ、夕食の時間を早めることができない場合は、小分けにしてみるとよいでしょう。

50代の営業マンの山下さん（仮名）は、残業が多く帰宅が深夜になることも珍しくありません。そのため、夕食を夜遅くに摂ることが多く、仕事の疲れからお風呂に入ったらすぐに寝てしまうという生活を続けていました。日頃の睡眠不足もあり、出勤の直前まで寝ていたい山下さんは、朝食はほとんど食べることがなかったそうです。

しかし、ある時山下さんは、YouTubeチャンネルのお勧めに表示された私の「血糖スパイク」に関する動画を見て自分のライフスタイルに当てはまることに気がつきました。若い頃と違ってメタボリックシンドローム気味になっていたことや職場で若くして糖尿病になった同僚がいたことから、試しにリブレを買って血糖値を測ってみたそうです。

すると、私の動画で見た血糖スパイクとほぼ同じ波形のグラフを描いていた（図29）と言います。自分ではどうにもならないと思った山下さんは私に直接メッセージを送り、アドバイスがほしいとお願いしてきました。そこで、まず私は毎食の時間に加え、食事の量について山下さんにヒアリングすることにしました。これに対し、山下さんは、朝食はほとんど食べず、昼食はコンビニ弁当などで済ませ、唯一の楽しみは仕事帰りにラーメンや定食を食べることだと教えてくれました。

そうしたやりとりの中で私は山下さんに、夕食の時間や食事量が血糖

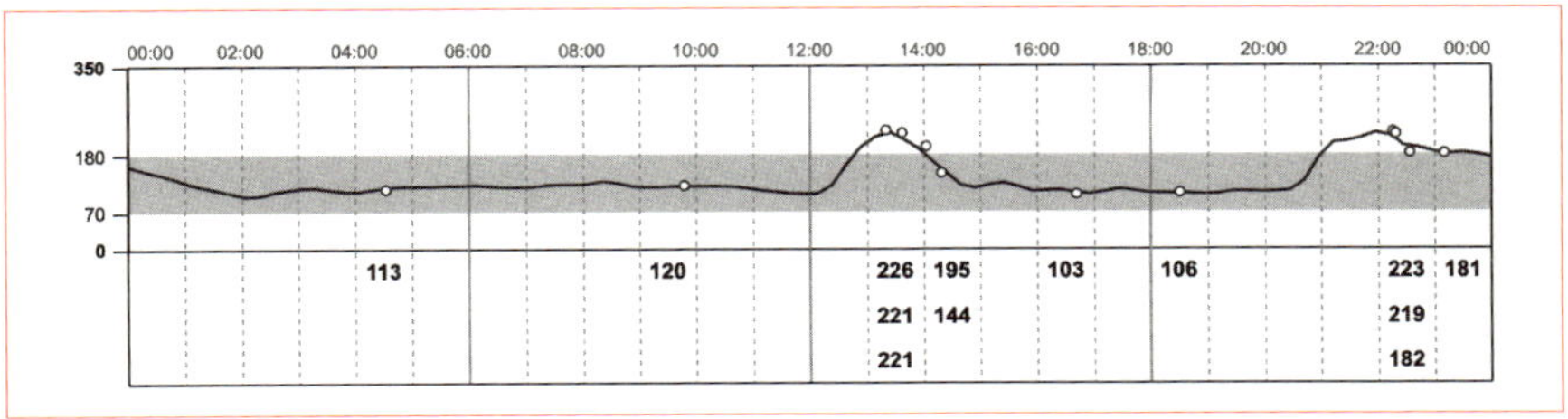

図29 山下さんの生活改善前のリブレの血糖値のグラフ

スパイクの原因になっていることを伝えました。「朝は王様のように、昼は王子のように、夜は乞食のように食べよ」というヨーロッパのことわざがあることを伝え、食事量をこれまでの「朝：昼：夜＝1：2：3」から「朝：昼：夕＝3：2：1」を目安にするようにアドバイスしました。

さらに、仕事が忙しくてどうしても難しい時は朝だけはしっかりと食べ、夕食を小分けにするなどの提案も行いました。これに対し、山下さんは私の提案を快く受け入れ、翌日から実践することにしたそうです。すると、なんと2ヵ月後には夜の血糖値が安定して180mg／dL以下（図30）まで下がりました。リブレの波形もなだらかになり、血糖スパイクの状態を解消することができたのです。

現在も私の指導を守っている山下さんは、血糖値だけでなく体重も減少し、メタボリックシンドロームの心配もなくなりました（図31）。このように、仕事が忙しく夕食の時間が遅くなってしまう方でも、食事の量や時間をコントロールするだけで血糖スパイクを解消することは可能なのです。

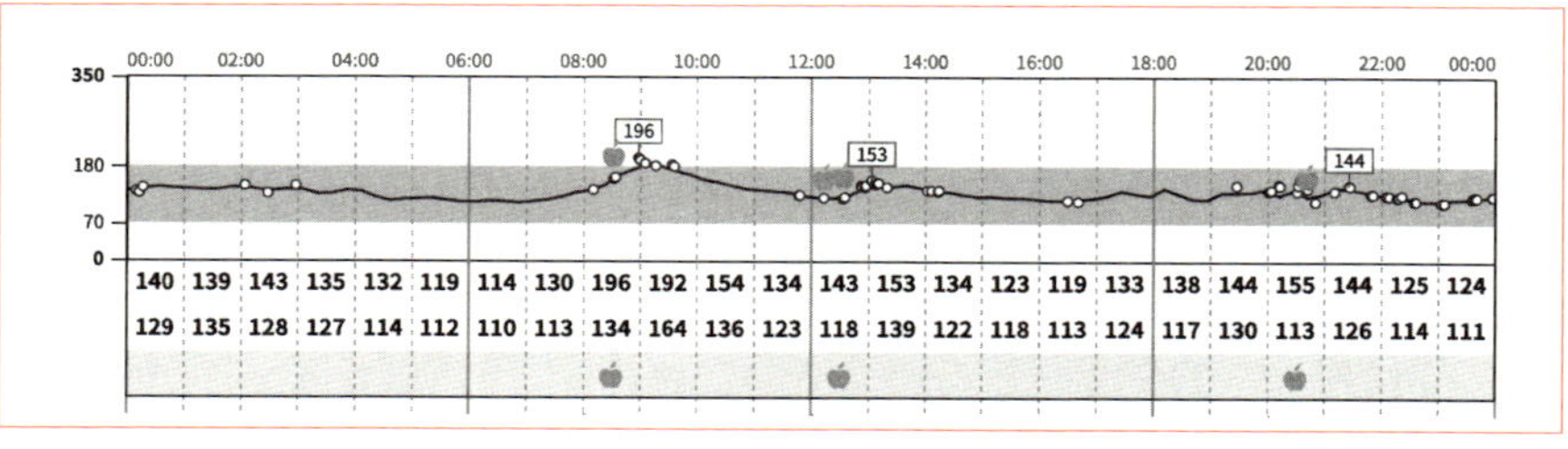

図30 山下さんの生活改善後のリブレの血糖値のグラフ

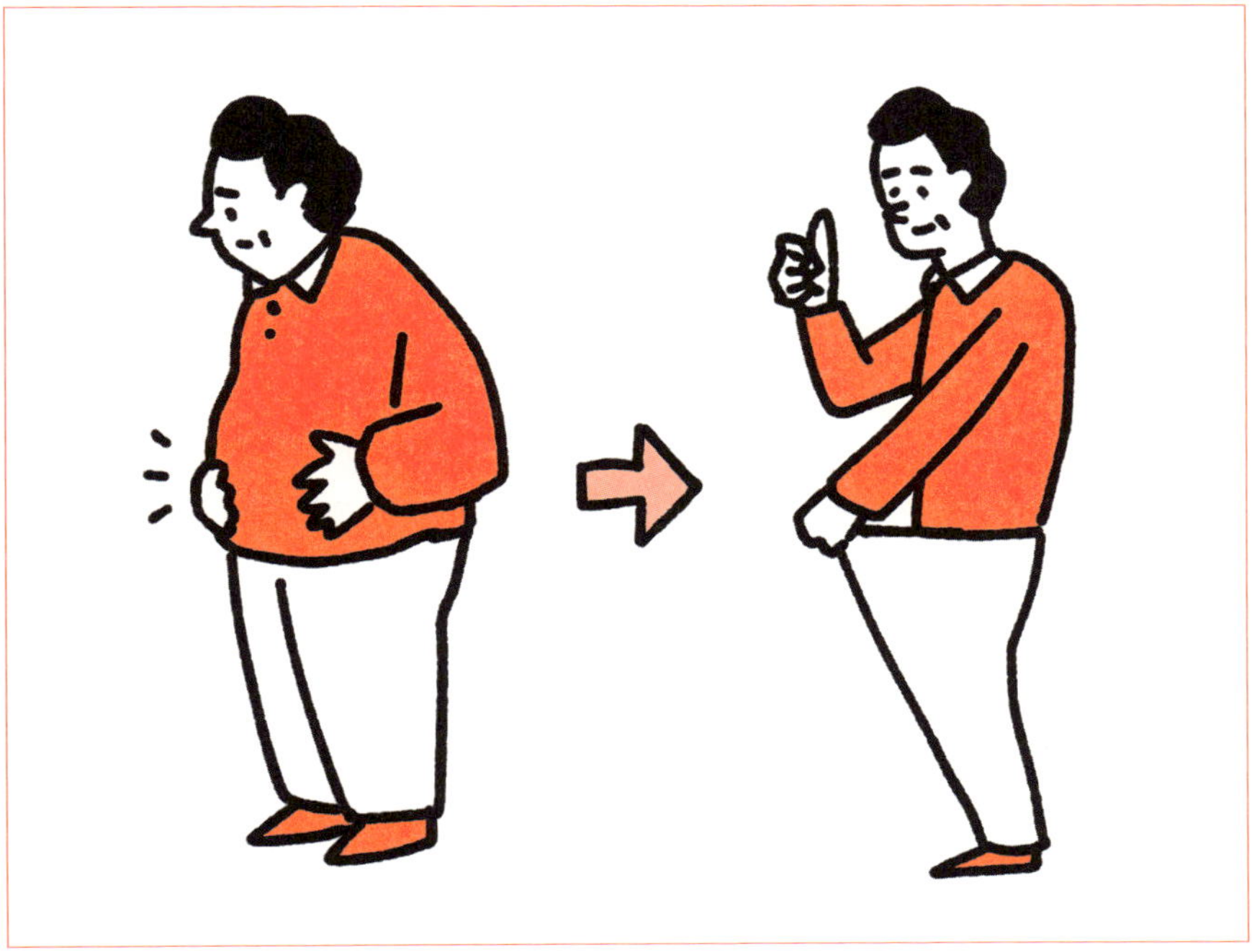

図31 生活改善で血糖値だけでなくメタボも解消した山下さん。

Q47 フリースタイルリブレの血糖値を見ると、睡眠中の早朝に急上昇しています。どうすればよいでしょうか？

早朝に血糖値が大幅に上昇する暁現象の主な原因は肥満や脂肪肝です。食事だけでなく間食や飲み物も見直し、軽めの有酸素運動を続けることが大切です。

60代の池田さん（仮名）は細身の女性です。これまで健康診断で異常を指摘されたことはありませんでしたが、ある時を境に血糖値の異常を指摘されるようになりました。池田さんの体重は標準よりも軽く食事は軽めに済ませていたと言います。そのため、血糖値の異常は青天の霹靂だったそうです。自分では原因が分からなかった池田さんは私のYouTubeの動画を見たことをきっかけに私のオンラインセミナーに参加するようになりました。

質疑応答の際、まず私はリブレを使って2週間分の血糖値データを測るように池田さんに提案しました。その後、そのデータを送ってもらうことにしました。2週間後、池田さんから送られたデータ（図32）を見ると、血糖値が朝方に上昇して日中も高い状態が続いていました。

これは糖新生が亢進して血糖値が急上昇する暁現象の状態です。この症状の主な背景には肥満と脂肪肝があります。池田さんは細身だったため、脂肪肝を疑った私はクリニックを受診する際に血液検査とエコー検査を受けてもらうことにしました。すると、池田さんの肝機能の数値は基準値を大幅に超えており、画像所見でもはっきりと脂肪肝がある状態でした。

その結果を知ると、池田さんはビックリしてショックを受けている様子でした。そこで、私は池田さんに対し、痩せていても脂肪肝になってしま

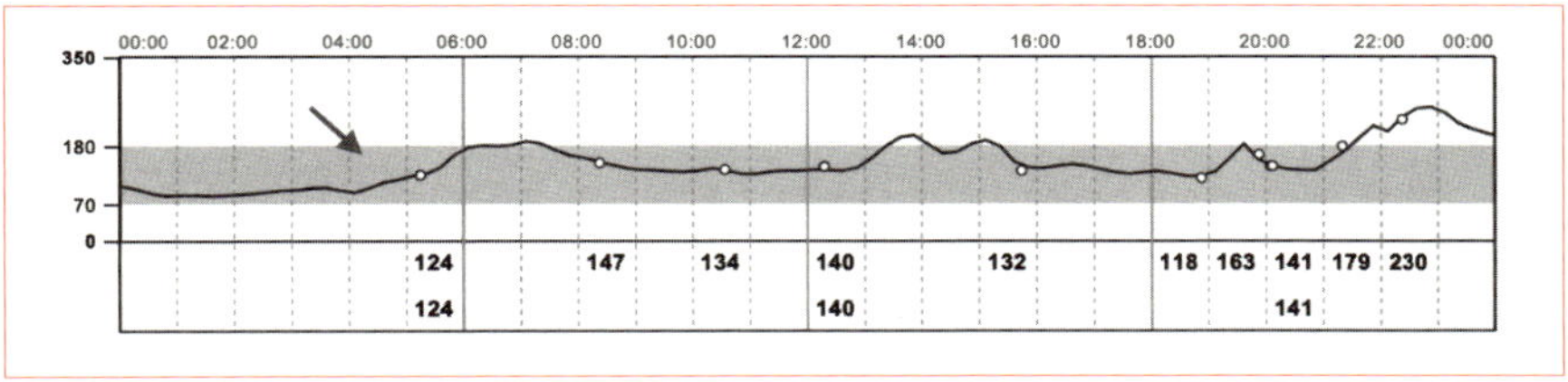

図32 池田さんの生活改善前のリブレの血糖値のグラフ

うことや健康診断でも2、3割は脂肪肝が見つかることなどをお伝えし、決して珍しい病気ではないことを説明しました。すると、池田さんの表情は幾分和らいだようです。

さらに、私は食事に加え、間食やよく飲む飲み物についてもヒアリングすることにしました。すると、池田さんは健康のために毎食市販の野菜ジュースを飲んでいると言います。野菜ジュースの過剰摂取が脂肪肝の原因だと疑った私は、その習慣を一切止めていただきました。

しかし、一度肝臓についた脂肪を減らすには、食生活の改善だけでは難しい部分もあります。私は池田さんに夕食後15分間以内に15分間のウォーキングをすることを提案しました。また、駅までの通勤方法をヒアリングし、最寄り駅まで歩いて通ってもらうようにしました。

すると、2ヵ月後には暁現象が解消され、日中の血糖値も適正値に収まるようになったのです(図33)。そして、生活の中にウォーキングを取り入れた池田さんは脂肪肝の数値も大幅に下がり、半年後には正常の数値まで改善することができました。

このように痩せているからといって糖尿病のリスクが低いかと言うとそうとも言えません。男性以上に食事に気を使っている女性であってもちょっとした間食やジュースなどが脂肪肝の原因になっていることもあり

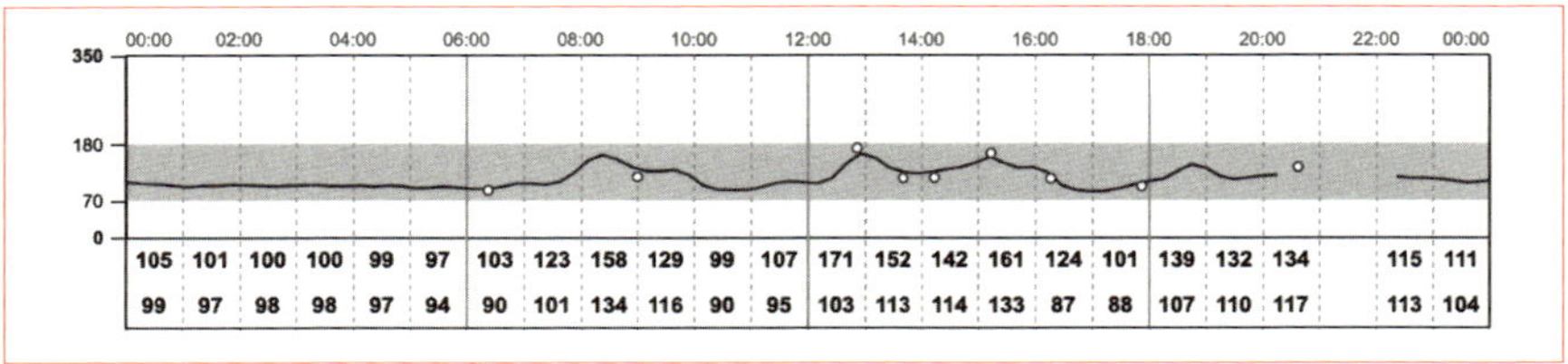

図33 池田さんの生活改善後のリブレの血糖値のグラフ

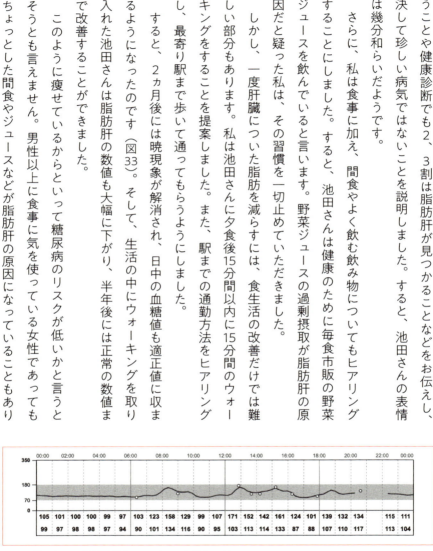

うるのです。

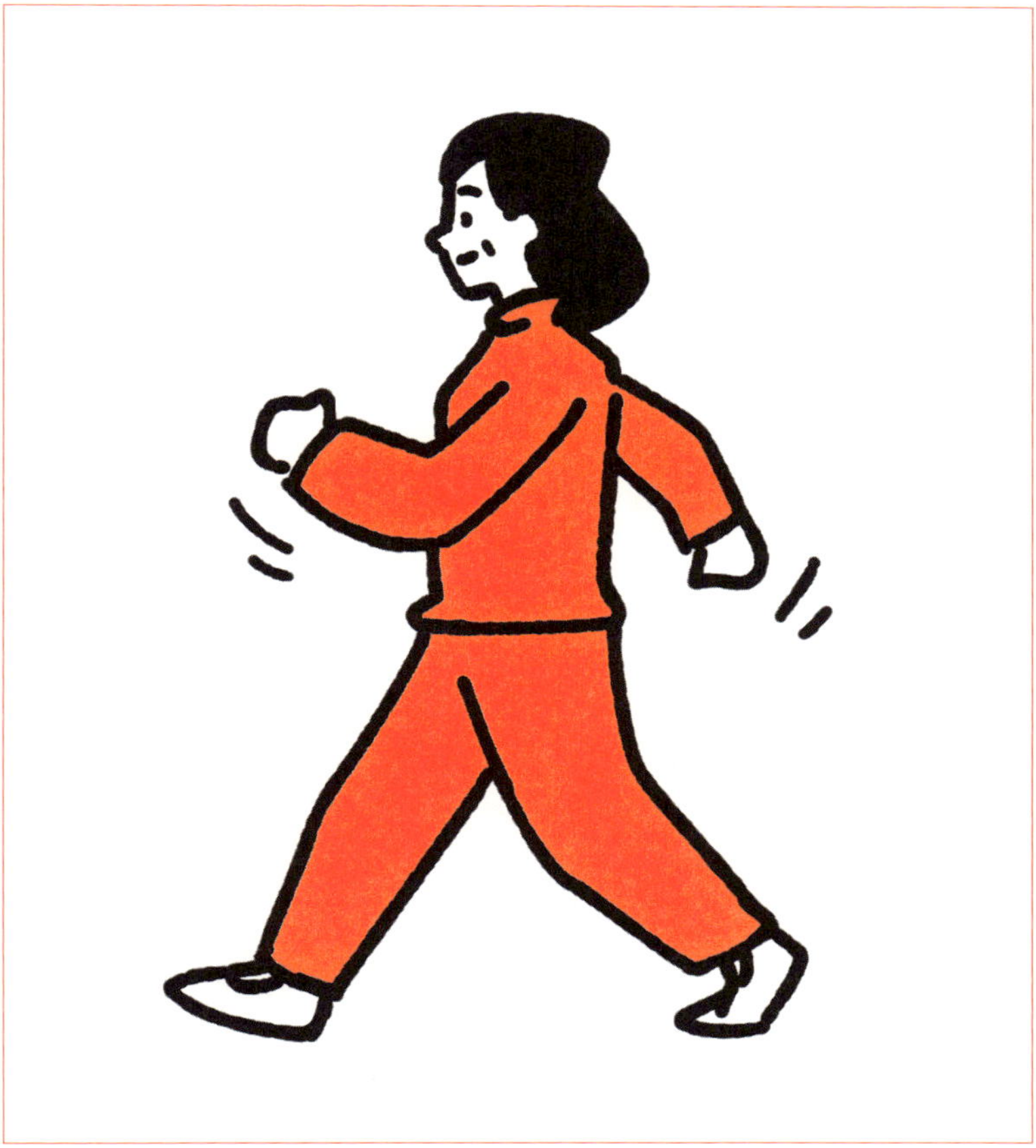

図34 ウォーキングをする池田さん。

Q48 フリースタイルリブレの血糖値を見ると常に高血糖状態です。どうすればよいでしょうか？

毎食の主食を半分程度に抑え、夕食は20時までに摂る、睡眠をしっかりと確保するなどの生活改善が有効です。

60代の岩井さん（仮名）は会社経営者で、毎日のように会食があります。しかも両親がともに糖尿病ということもあり、「自分もいつかは糖尿病になるのではないか」と心配していたそうです。そうした中でついに数年前に健康診断で糖尿病を指摘されたと言います。ＨｂＡ１ｃは８％を超え、明らかに糖尿病を発症した状態です。

しかし、岩井さんは病院嫌いなことや仕事柄、休みが取れないこともあり、糖尿病を放置していました。その一方で本心では「病院へ行くのが怖い、すぐに入院が必要だと言われるのではないか」と心配し、自己流で生活改善を行っていたそうです。しかし、検査結果は一向に良くなりませんでした。

そうした中で、共通の知人からの紹介ですぐに私のオンラインカウンセリングを受けることになりました。そのカウンセリングの中では、「リブレという血糖センサーがあり、自分で血糖値を確認しながら、糖尿病を改善できる」ことを紹介しました。また、リブレの血糖値データを共有して、私が3ヵ月間の個別サポートをすることも提案しました。すると、病院嫌いな岩井さんはこの提案を喜んで受け入れてくださいました。

岩井さんの当初のリブレのデータ（図35）を見ると、朝の血糖値は１９０mg／dL、食後は３００mg／dLを超えています。そこで、私は岩井さんに対し、毎日の食事、運動、睡眠時間に至るまで細かく指導しました。

具体的には、毎食の主食を半分程度（糖質20g）に減らすこと、夕食は20時までに済ませるようにすること、朝のジョギングは中止して、食後に軽くウォーキングをすること、毎日できれば7時間、少なくとも6時間は睡眠時間を確保すること、スポーツドリンクや野菜ジュースは禁止、接待

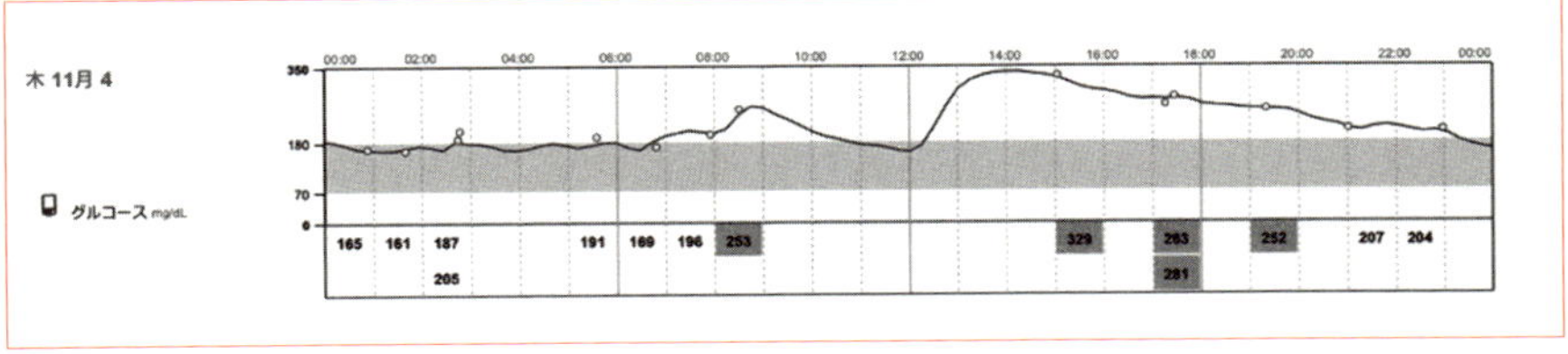

図35 岩井さんの生活改善前のリブレの血糖値のグラフ

の飲み会の後は、締めのラーメンを止めることなどを提案しました。

すると、なんと1ヵ月半後には朝の血糖値が90mg／dL台、食後に至っては200mg／dLを超えることがなくなったのです（図36）。これは、ほぼ正常範囲内の血糖値の変動です。現在も私の指導を忠実に守っている岩井さんはHbA1cを6・2％まで下げることができました。

　このように、血糖値を見える化し、毎日の生活習慣を正しい方法で変えていけば、糖尿病を薬に頼らず克服することも決して難しくはないのです。

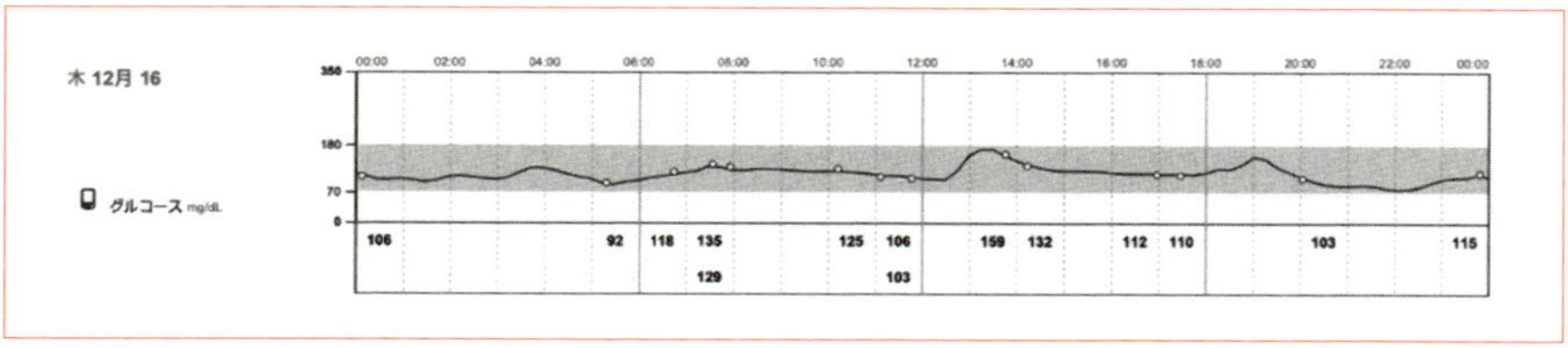

図36 岩井さんの生活改善後のリブレの血糖値のグラフ

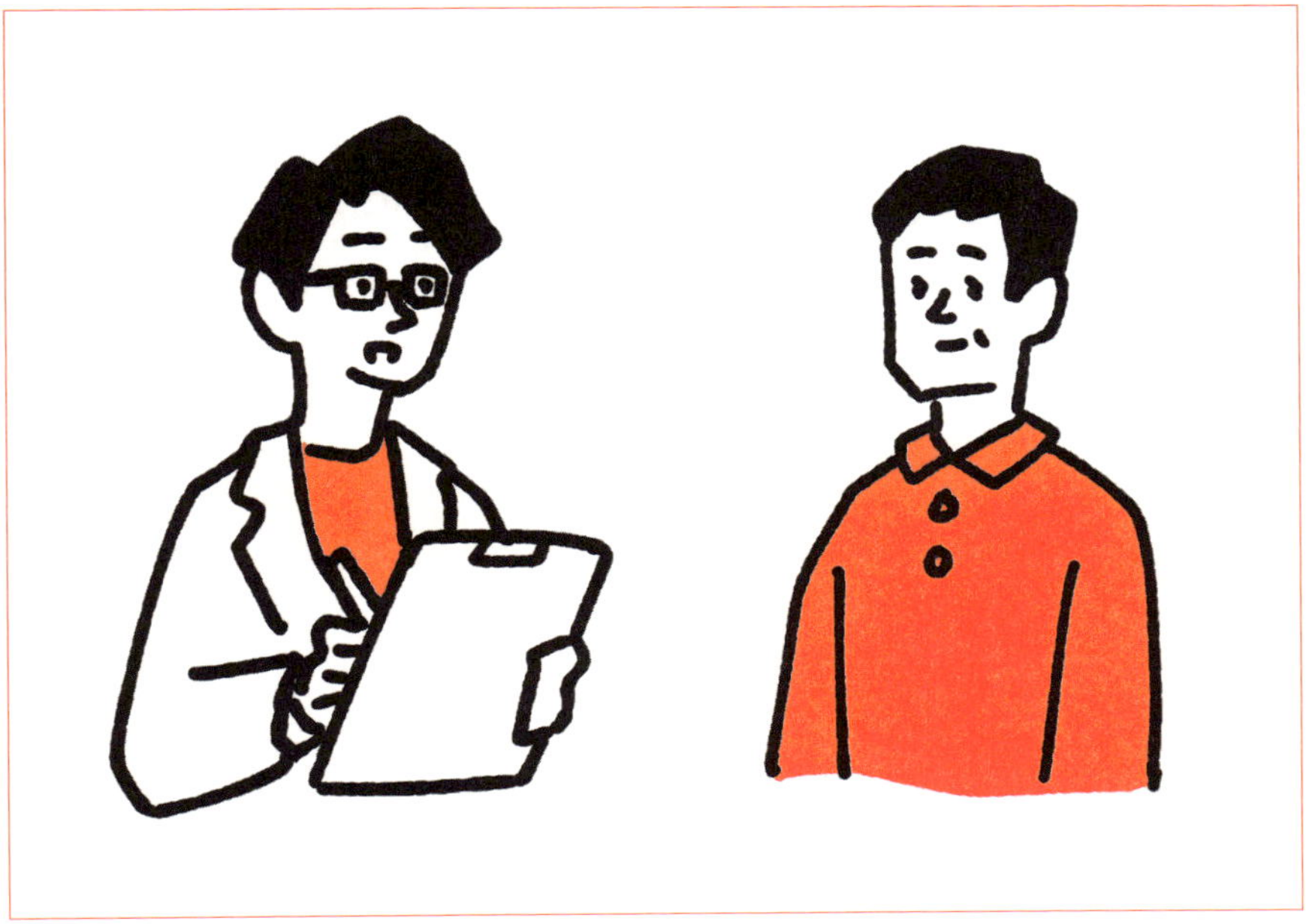

図37 ゆきなり先生の指導を受ける岩井さん。

Q49

薬を飲んでいるのに
フリースタイルリブレの
血糖値が高い状態です。
どうすればよいでしょうか？

身体活動不足が考えられるため、
まずは食後に運動を取り入れてみましょう。
夕食が遅くなる場合は、
小分けにして食べるなどの方法もあります。

40代の会社員の鈴木さん（仮名）は非常に真面目な性格の方で数年前に糖尿病と診断を受けて以来、病院にも定期的に通院していました。さらに、3種類の内服薬も毎日欠かさず飲み続けていましたが、病院での血液検査の結果はいつも芳しくありませんでした。HbA1cは常に8%を超え、担当医からはこのままの状態が続くとインスリン療法が必要になるか、一度入院して糖尿病をコントロールする必要があるとまで言われていました。

真面目な鈴木さんはなんとか自分で糖尿病を良くしようとインターネットでさまざまな情報を見つけては試してみて、自己流で糖尿病改善に努めていました。しかし、努力の結果はむなしく、HbA1cはなかなか8%以下にはなりませんでした。そんな中、鈴木さんは私のYouTube動画をご覧になり、自分でリブレを買い、毎日の血糖値を確認しながら生活習慣を変えていきました。すると、HbA1cは7・4%まで改善しましたが、もっと効率的に糖尿病を良くしたいという思いから、私のオンラインカウンセリングを受けることになりました。

鈴木さんの当初のリブレのデータ（図38）を見ると、食後の血糖値が250mg/dLを超え、空腹時の血糖値も140mg/dLを超える状態が続いていました。そこで、鈴木さんにヒアリングをしながら、血糖値を下げる具体的な方法を提案することにしました。

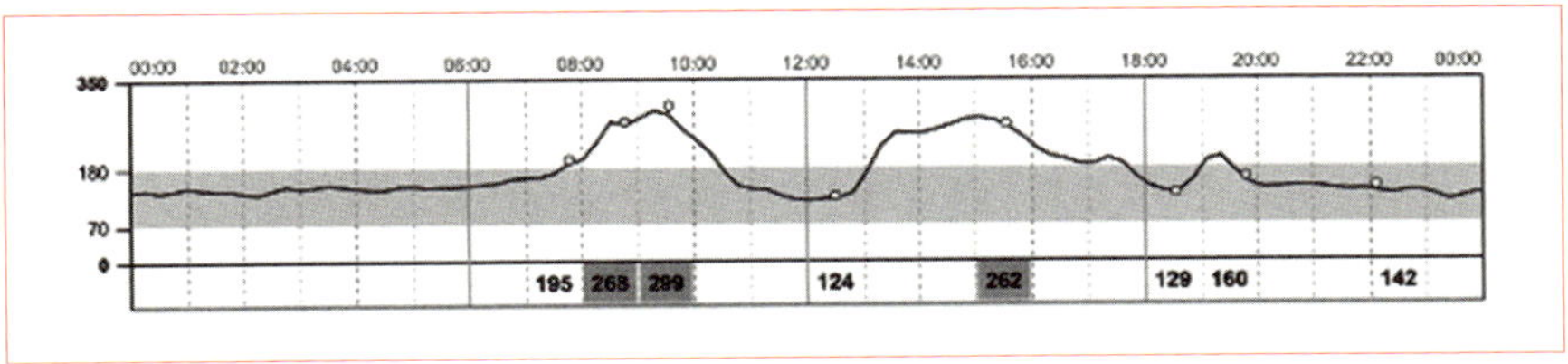

図38 鈴木さんの生活改善前のリブレの血糖値のグラフ

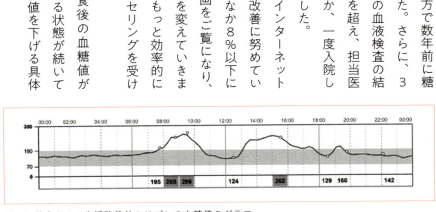

食事内容についてはご自身ですでにうまくコントロールしており、糖質量なども適切な状態でしたが、鈴木さんは車での移動が多い営業職のため、身体活動量が明らかに低いことが分かりました。

そこで、私は運動でなんとか食後の血糖値上昇を抑えようと、毎食後に7秒スクワットとエアープルダウンを1セット（各10回）、可能な範囲で食後15分間以内に15分間のウォーキングをしてもらうように鈴木さんに提案しました。また鈴木さんは仕事の関係で夕食の時間が22時を越えることが多いようだったので、夕食を2回に分け、17時頃に半分、帰宅後に半分食べるといったスタイルも提案しました。

こうして生活習慣を変えた結果、数ヵ月後には朝の空腹時血糖値は110mg／dL程度になり、食後血糖値も200mg／dLを超えることがなくなっていきました（図39）。すると、HbA1cも6・6％まで下がり、薬の数も当初の3種類から3ヵ月後にはなんと1種類まで減ったのです（図40）。さらに、検査結果が良くなっていけば、鈴木さんはまったく薬を飲まなくても糖尿病をコントロールできる状態になるでしょう。

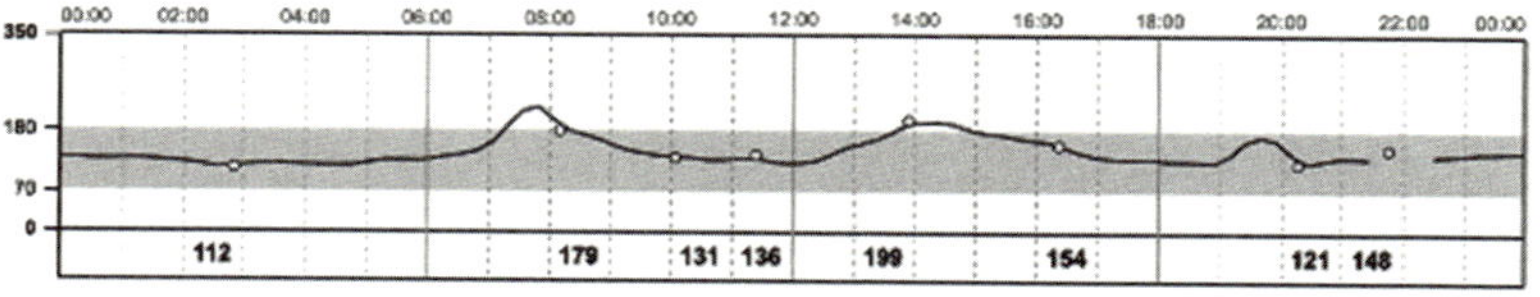

図39 鈴木さんの生活改善後のリブレの血糖値のグラフ

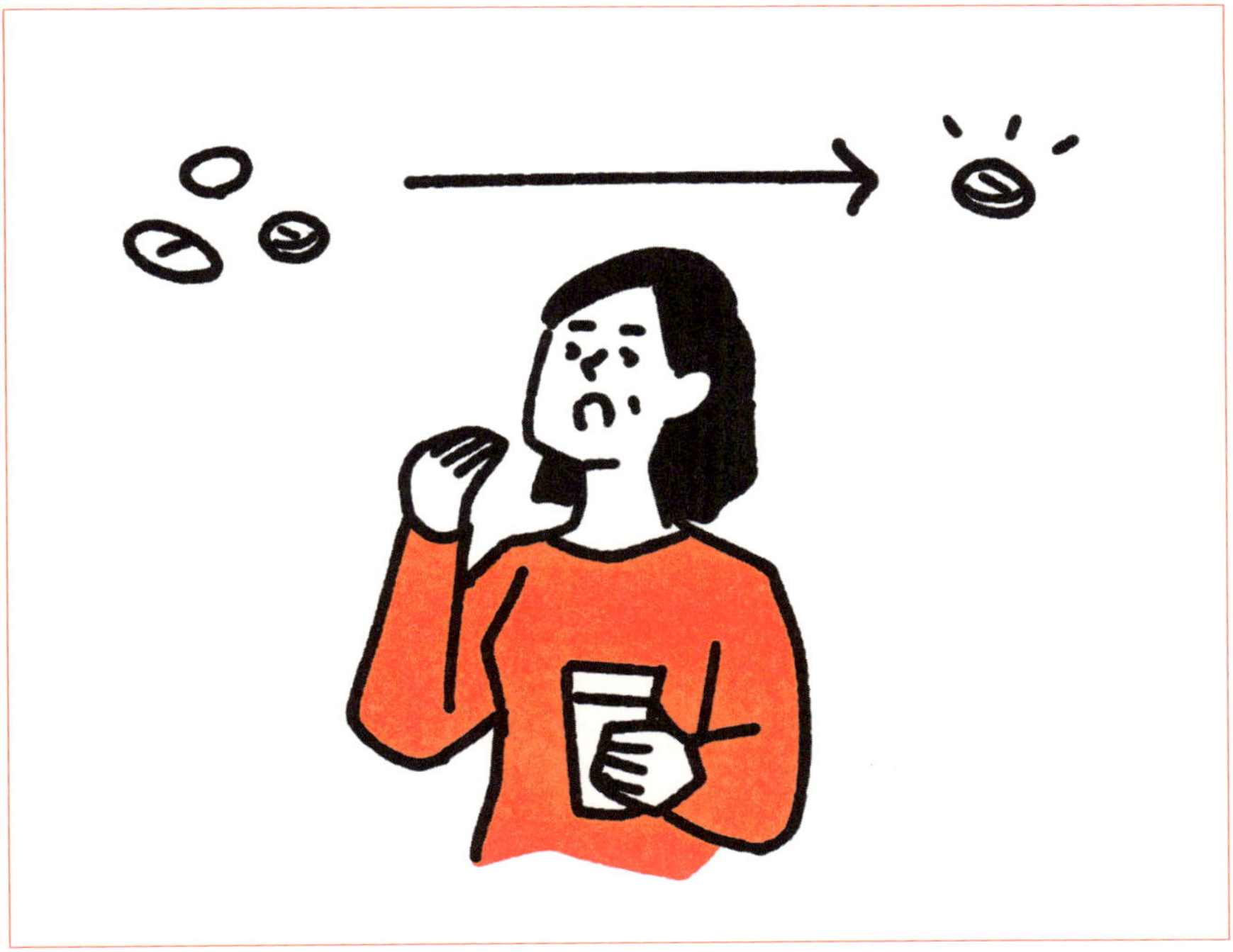

図40 糖尿病の薬を3種類から1種類に減らすことができた鈴木さん。

Q50 生活改善をしても血糖値がなかなか下がりません。どうすればよいでしょうか？

MOVIE

血糖値が下がるタイミングには個人差があります。小さな目標達成を積み重ねていきましょう。

病院やクリニックで患者さんとお話ししていると、「リブレを使って生活改善をしているのになかなか血糖値が下がらない」という方がいます。確かに、糖尿病は血糖値が上がりやすい体質が一因で発症する病気のため、生活改善をしても思うように血糖値が下がらない方が一定数います。そこで、糖尿病患者さんが陥りやすい悩みと対策について紹介したいと思います。

実は、血糖値が下がるタイミングには個人差があり、血糖値が下がる目安となる4週間を経過してもなかなか血糖値が下がらない方もいます。そこで、知っておきたいのが、私たちの体に備わっている恒常性というメカニズムです。

みなさんは、真夏でも真冬でも体温が平熱に保たれていることを不思議に思いませんか？ 実は私たちの体は急激な変化を嫌います。そのため、血糖値を下げようと努力をしても血糖値が高い状態にある人ほど体がバランスを取ろうとして、血糖値を維持してしまうのです。このメカニズムで生活習慣の改善にどれだけ力を入れても努力が実らない時期があることを覚えておきましょう。

また、みなさんの中には病院の検査結果を見て一喜一憂している方がいるかもしれません。しかし、私は糖尿病がなかなか良くならないと悩んでいる方に対し、「良い検査結果も悪い検査結果もいったん忘れるようにしてください」とお伝えしています。病院やクリニックで測るＨｂＡ１ｃは血糖値の過去１～２ヵ月の変動を見るものでしかありません。それにもかかわらず、ＨｂＡ１ｃの数値ばかりにとらわれてしまうと、次第に治療自体が嫌になってしまい、結果的に治療の中断などにつながってしまいます。

そうした状況を回避すべく私が患者さんに提案しているのが小さな目標を立てるということです。まずは食前30分に水を飲むことなど比較的簡単に続けやすいことから始めてみましょう。そうした小さな目標を少しずつ達成していくことによって、その積み重ねが大きな成果や自信へとつながるはずです。糖尿病は長期にわたる治療が必要な病気です。悪い状態をそのままにしておくことはいけませんが、ある程度リラックスして気長に取り組んでいきましょう。

Q 51 糖尿病治療がつらくなってきました。どうすればよいでしょうか？

糖尿病になったのは今までの結果でしかありません。今から正しい治療や生活を実践できれば、将来必ず糖尿病は良くなります。

MOVIE

患者さんから「治療がつらくなった」と相談を受けることがあります。糖尿病の治療は長期にわたって続くため、出口の見えない不安に患者さんが苦しむことも少なくありません。ちなみに、ある調査によると「患者を3年間追跡したところ、かかりつけ医における受診中断率は24・4％だった」[*90]という報告があります。そこで、私がクリニックで診察する中で分かった糖尿病患者さんが治療を止める理由とその対策を紹介したいと思います。

まず、糖尿病治療に取り組む際に多くの患者さんが「つらいことをし続けなければならない」と思い込んでしまっているという事実があります。糖尿病になると、誰にでも思うように血糖値が下がらない時期があります。すると、医師からきちんと食事制限や運動をするようにと指導されたり、時には厳しく注意を受けたりすることがあります。そうした状況が続いてしまうと、患者さんの中には次第に病院やクリニックから足が遠のいてしまう方がいます。

しかし、糖尿病の発症は今までの不規則な生活や元々の体質がもたらした結果でしかありません。したがって、今から適切な治療を受ければ、必ず糖尿病が良くなる未来が待っています。ハーバード大学のウィレット教授の著書によると「2型糖尿病の90％は正しい食生活をすれば良くなる」[*91]ことが示されています。この本では「精製された炭水化物を避け、野菜やタンパク質中心の食生活を継続すれば糖尿病は薬に頼らず改善できる」ことが解説されています。

また糖尿病は治療の効果がすぐに出にくい病気です。そのため、治療がつらくなる方がいますが、最近は寛解（Q1）という定義が広まってきています。この状態であれば、経過観察のみで薬に頼らずに普通の生活を送ることができるので目標にするとよいでしょう。

そこで、ぜひ実践していただきたいのが、本書の内容です。本書では最新の研究をもとにエビデンスに基づいた血糖値を下げる生活や食事の方法、リブレの活用法などを紹介しています。みなさんの血糖値の改善に必ず役立つはずですので、本書の内容を実践し、ぜひ寛解を目指していただけたらと思います。

Q52 糖尿病を克服した人の共通点を教えてください。

糖尿病を克服した人には糖尿病治療を早く始めた、応援してくれる人がいる、適切なアドバイスをしてくれる専門家がいるという三つの共通点があります。

私が毎年3000人以上の糖尿病患者さんを診てきた中で、「血糖値が標準値まで下がった」「薬が必要なくなった」という方には共通点があります。この共通点はこれから糖尿病治療を始めようとする方や血糖値がなかなか下がらないという悩みを抱えている方にもヒントになるかと思います。そこで、糖尿病を克服した方の共通点について具体的に解説したいと思います。

MOVIE

まず、糖尿病を克服できた方は早い段階から治療をスタートしています。どの病気も早期治療が良いことは言うまでもありませんが、糖尿病の場合は初期の段階であれば、ほぼ間違いなく合併症に苦しむことはありません。研究でも「早期に治療介入することで糖尿病合併症の罹患率は低下する」[*92]という報告があります。

二つ目の共通点は応援してくれる人がいるということです。例えば、毎年夏に開催される甲子園野球をテレビで見ていると、炎天下でプレーする選手だけでなく試合に出ていない応援団も一丸となってチームを応援しています。私はこうした目に見える形で応援してくれる人がいるのといないのとでは糖尿病治療の結果も変わってくるのではないかと思っています。

研究でも「うつ症状のある糖尿病患者に支援者がいた場合、訪問と入院が減少した」[*93]という報告があります。また、身近に頼れる人がいないという場合であっても最近ではSNSを通じて病気について相談したり、励まし合ったりする仲間をつくる環境も整ってきています。私も将来的には糖尿病患者さん同士が支え合えるオンライン上のコミュニティをつくっていきたいと考えています。気になる方はぜひ私のLINE公式アカウントを友だち登録してみてください。

三つ目の共通点は適切なアドバイスをしてくれる専門家がいるということです（図41）。今はWeb上で情報収集が簡単にできてしまう時代です。言い方を変えれば、自分で情報を拾って糖尿病治療も自己流でできてしまうとも言えます。これは一長一短ありますが、本書ではみなさんの参考になるように、血糖値を下げる生活や食事の方法についてその根拠となる論文とエビデンスレベルをつけてみました。ぜひ生活改善に役立ててみてください。

また、私のYouTubeチャンネルでは、糖尿病を克服するために役立つ最新研究や治療情報を厳選して解説しています。気になる方はぜひチャンネル登録をしてみてください。さらに本書で紹介したリブレを使った血糖値コントロールの内容についてくわしく知りたい方は、私のオンラインセミナーにご参加いただければと思います。本書の情報がみなさんの糖尿病治療のお役に立てば幸いです。

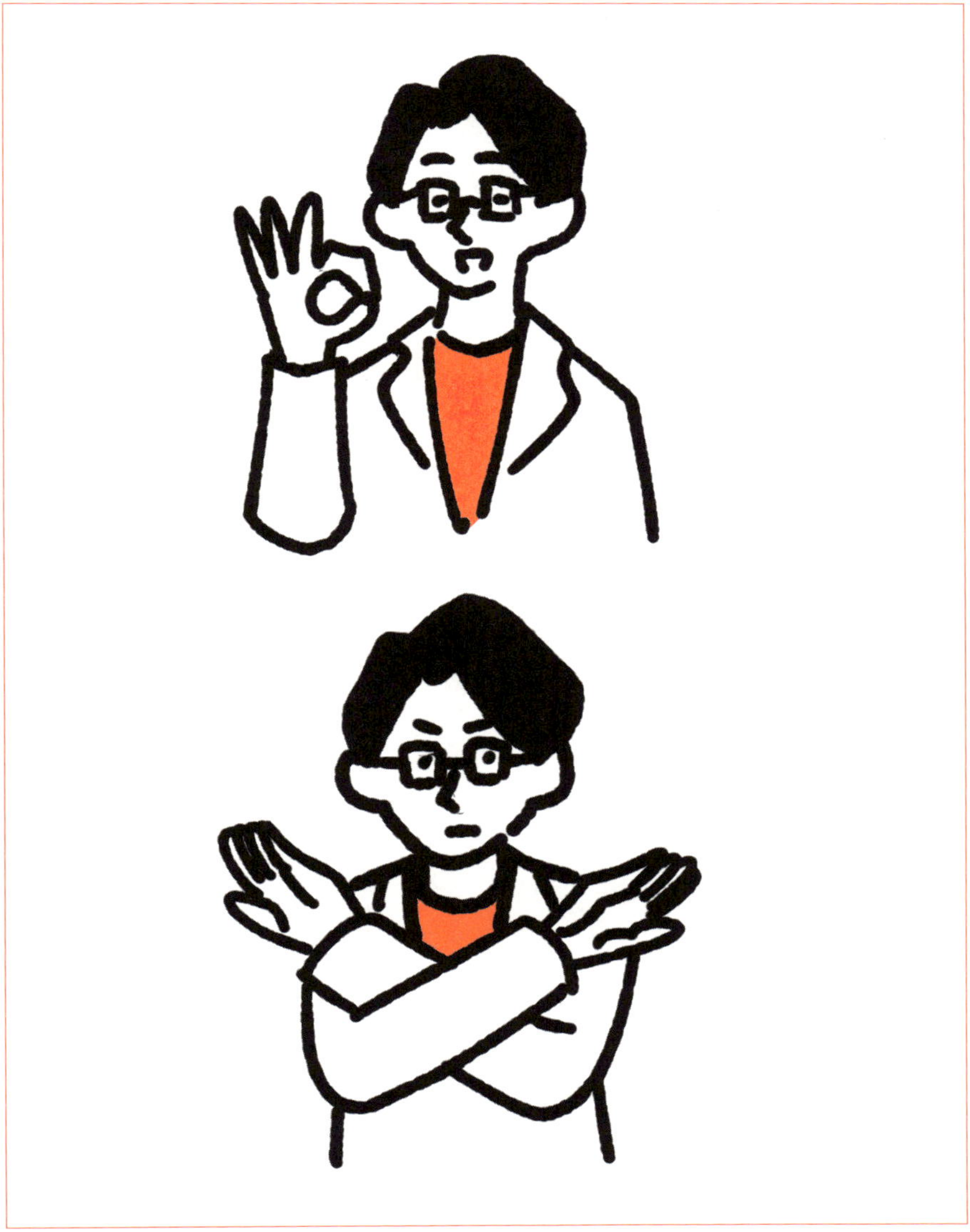

図 41 糖尿病を克服するには適切なアドバイスをくれる専門家がいることが大切。

column 5

Dr.ゆきなり公式LINEアカウントとオンラインセミナー

YouTubeでの発信を始めてから、日本全国の糖尿病患者さんとコミュニケーションをとれるようになりました。今までは診察を受けに来てくれた患者さんとしか関われなかったのが、一気にその輪が広がってきています。また、動画のコメント欄で視聴者のみなさんとやりとりすることも私の楽しみの一つになっています。そうした中で、日常の診察では気がつかないところで患者さんは意外と悩んでいるんだなと感じることもありました。

そこで、現在はより多くの方とつながりを持てるように公式LINEを開設しています。これには、すでに全国から2万人以上の登録があり、公式LINE限定のお役立ち資料や特別動画などを公開しています。かなり具体的かつ充実した内容になっているので、みなさんにもぜひご活用いただきたいと思っています。

また公式LINEでは、登録者限定のオンラインセミナーを定期的に開催しています。ズバリ「薬に頼らず糖尿病を克服する」セミナーと題して、毎回最新のトピックや効率的に血糖値を下げるためのアクションプラン、実際の患者さんの改善例などを盛り込んだ内容を配信しています。おかげさまでこちらのセミナーも大変好評で、参加者を募集するたびに300名以上の方があっという間に申し込みをしてくださっています。セミナー後には時間が許せば質疑応答なども行っているので、興味のある方はぜひご参加ください。

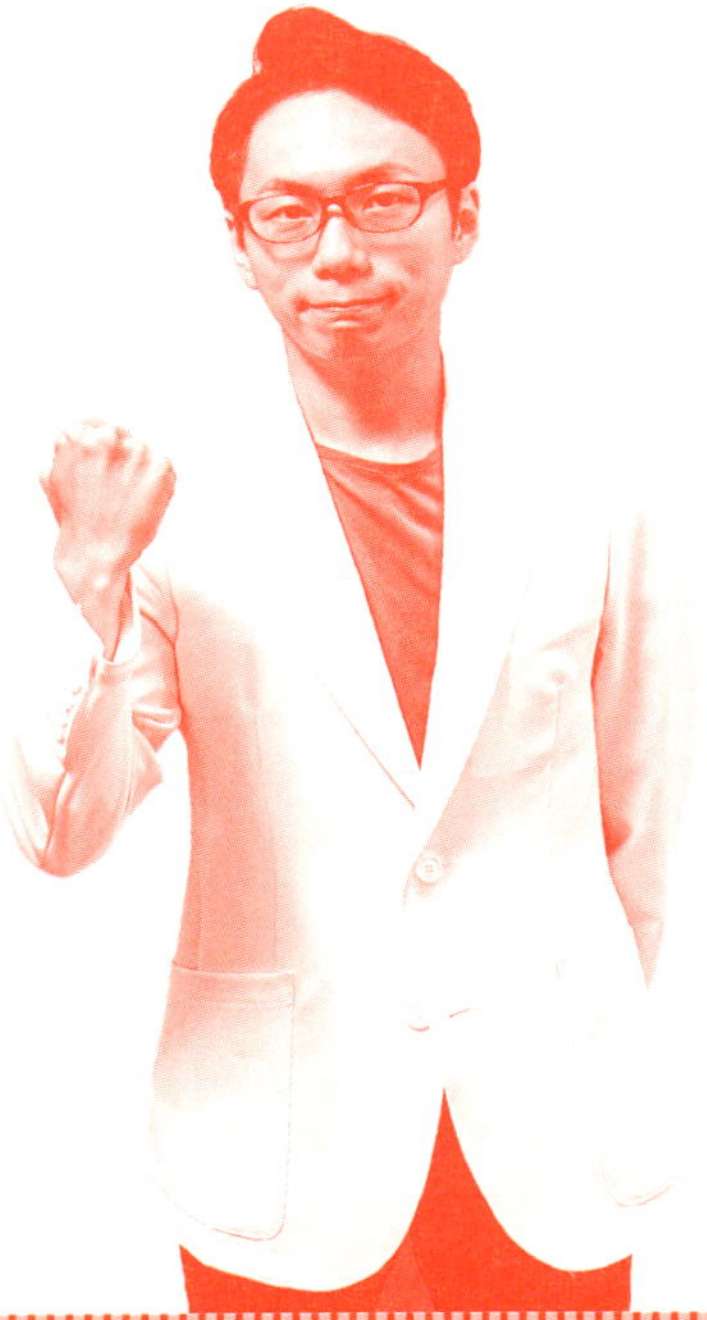

あとがき

本書を最後までお読みくださりありがとうございます。

本書では糖尿病治療の正しい知識をお伝えしようと思ったがあまり、専門的な難しいことを書いてしまった部分があるかもしれません。少し反省もありますが、本書は糖尿病患者さんに必要な情報を網羅するようにしました。もし、難しい項目があれば読み飛ばしていただいても結構です。今は難しいと思う内容も役立つ時がきっと来るはずです。

本書の執筆中に改めて「なぜ自分は糖尿病にここまで向き合うことになったのか」について振り返る機会がありました。そうする中で、20年ほど前の病院実習で担当した患者さんのことを思い出しました。その方は38歳という若さで糖尿病網膜症が悪化し、左眼を失明してしまったのです。

東京の離島で漁師をされていた患者さんは、健康診断などを受ける機会がなく、徐々に糖尿病が悪化していったのだと思います。そして、何の症状もなく過ごしているうちに、突然視力を失ってしまったのです。

この時私は「糖尿病はなんて恐ろしい病気なんだろうか」と衝撃を受けました。「なぜここまで糖尿病が悪化したのか」「なぜ本人はここまで病気を放置してしまったのか」。そうした疑問や無念の想いが医師になってからも心のどこかにずっと引っ掛かっていました。

私はこの時の経験から糖尿病治療と研究にのめりこんでいきました。「なぜ血糖値が上がるのか」「なぜ目の前の患者さんの血糖値は下がらないのか」。その真理を探究したいという一心でした。

今になって思い返せば、この患者さんには病気に関する情報が行き届いていなかったのだろうと思います。もし、もう少し早く病院で治療を受けていれば、そして糖尿病の怖さや、自分で改善できる方法を知識として知っていれば、失明することを防げたはずです。しかし、当時はインターネットが普及していたものの、まだ気軽に使える時代ではありませんでした。正しい情報を得る機会も圧倒的に少なかったのだろうと思います。

「あの患者さんと同じように病気に苦しんでいる人が、まだ日本中にたくさんいるのかもしれない」。そんな想いを胸に抱きながら、私はこれからもさまざまな方法で情報発信を続けていきます。さらに、「糖尿病は治らない病気ではなく、治りづらい病気である」ということをこれからも強調し続けていきたいと思います。

この本を読んで、少しでもみなさんの糖尿病の状態が改善することを願っております。「糖尿病が良くなった」「血糖値が下がった」「薬の量が減った」というみなさんからの嬉しいご報告を心待ちにして、本書を終えたいと思います。

最後までお付き合いいただき、ありがとうございました。

参考文献

＊1 日本糖尿病学会．糖尿病治療ガイド2022-2023．文光堂; 2022.

＊2 日経メディカル処方薬事典．https: //medical.nikkeibp.co.jp/inc/all/drugdic/

＊3 岸本一郎ほか．豊岡市国民健康保険特定健診データを用いた糖尿病性腎臓病重症化関連因子の解析．糖尿病 2019; 62: 347-354.

＊4 Riddle MC, et al. Consensus Report: Definition and Interpretation of Remission in Type 2 Diabetes. J Clin Endocrinol Metab 2022; 107: 1-9.

＊5 世界の糖尿病人口は5.4億人に増加 10人に1人が糖尿病 糖尿病のパンデミックが脅威に（「IDF糖尿病アトラス」第10版）．糖尿病ネットワーク:ニュース（2021年12月09日）．https: //dm-net.co.jp/calendar/2021/036325.php

＊6 中村二郎ほか．アンケート調査による日本人糖尿病の死因—2011～2020年の10年間，68,555名での検討—．糖尿病 2024; 67: 106-128.

＊7 厚生労働科学研究「患者データベースに基づく糖尿病の新規合併症マーカーの探索と均てん化に関する研究—合併症予防と受診中断抑止の視点から」（研究代表者 野田光彦）．糖尿病受診中断対策包括ガイド．https: //human-data.or.jp/wp/wp-content/uploads/2018/07/dm_jushinchudan_guide43_e.pdf

＊8 Diabetologia. UK study shows increased cancer mortality in people with type 2 diabetes. https: //diabetologia-journal.org/2023/01/25/uk-study-shows-increased-cancer-mortality-in-people-with-type-2-diabetes/

＊9 Giovannucci E, et al. Diabetes and cancer: A consensus report. Diabetes Care 2010; 33: 1674-1685.

＊10 Cui R, et al. Diabetes mellitus and risk of stroke and its subtypes among Japanese: the Japan public health center study. Stroke 2011; 42: 2611-2614.

＊11 日本糖尿病学会．糖尿病診療ガイドライン2019．南江堂; 2019.

＊12 安田美穂．久山町研究．あたらしい眼科 2011; 28: 25-29.

＊13 川崎良．糖尿病網膜症: 舟形町スタディ．日本の眼科 2008; 79: 1697-1701.

＊14 馬場園哲也ほか，糖尿病性腎症合同委員会・糖尿病性腎症病期分類改訂ワーキンググループ．糖尿病性腎症病期分類2023の策定．日本透析医学会雑誌 2023; 56: 393-400.

*15 厚生労働省．糖尿病性腎症重症化予防の最近の動向．第13回重症化予防（国保・後期広域）ワーキンググループ（２０２０年２月５日）資料１．https: //www.mhlw.go.jp/content/12401000/000598603.pdf

*16 日本内分泌学会．1次性糖尿病．https: //www.j-endo.jp/modules/patient/index.php?content_id=98

*17 Fukushima M, et al. Insulin secretion capacity in the development from normal glucose tolerance to type 2 diabetes. Diabetes Res Clin Pract 2004; 66 Suppl: S37-S43.

*18 Iwata M, et al. Family history of diabetes in both parents is strongly associated with impaired residual β-cell function in Japanese type 2 diabetes patients. J Diabetes Investig 2020; 11: 564-572.

*19 EurekAlert!. Loss of cells in pancreas in the elderly may cause age-related diabetes. https: //www.eurekalert.org/news-releases/1030835

*20 田辺晶代．褐色細胞腫における糖代謝異常．日本集中治療医学会雑誌 2009; 16: 248-250.

*21 Zauner A, et al. Severity of insulin resistance in critically ill medical patients. Metabolism 2007; 56: 1-5.

*22 Wiesner TD, et al. Improvement of insulin sensitivity after adrenalectomy in patients with pheochromocytoma. J Clin Endocrinol Metab 2003; 88: 3632-3636.

*23 厚生労働省．糖尿病患者数の状況．平成30年度版厚生労働白書 本編図表バックデータ．https: //www.mhlw.go.jp/stf/wp/hakusyo/kousei/18/backdata/01-01-02-08.html

*24 WebMD. Genetics and Type 1 Diabetes. https: //www.webmd.com/diabetes/diabetes-type-1-genetics

*25 Boffetta P, et al. Body mass index and diabetes in Asia: a cross-sectional pooled analysis of 900,000 individuals in the Asia cohort consortium. PLoS One 2011; 6: e19930.

*26 がん対策研究所 予防関連プロジェクト．国際共同プロジェクトへの参加:アジア人におけるＢＭＩと糖尿病の関連．https: //epi.ncc.go.jp/international/617/2876.html

*27 Lipman RD, et al. A Scoping Review of the Relation Between Toothbrushing and Diabetes Knowledge, Glycemic Control, and Oral Health Outcomes in People With Type 2 Diabetes. Diabetes Spectr 2023; 36: 364-372.

*28 Mizutani K, et al. Improvement of periodontal parameters following intensive diabetes care and supragingival dental prophylaxis in patients with type 2 diabetes: A prospective cohort study. J Clin Periodontol 2024; 51: 733-741.

*29 Demmer RT, et al. Periodontal infection, systemic inflammation, and insulin resistance: Results from the continuous National

Health and Nutrition Examination Survey (NHANES) 1999-2004. Diabetes Care 2012; 35: 2235-2242.

*30 日本肥満学会. 肥満症診療ガイドライン2022. ライフサイエンス出版; 2022.

*31 Someya Y, et al. A body mass index over 22 kg/m2 at college age is a risk factor for future diabetes in Japanese men. PLoS One 2019; 14: e0211067.

*32 Ford ES. Risks for all-cause mortality, cardiovascular disease, and diabetes associated with the metabolic syndrome: a summary of the evidence. Diabetes Care 2005; 28: 1769-1778.

*33 Weisberg SP, et al. Obesity is associated with macrophage accumulation in adipose tissue. J Clin Invest 2003; 112: 1796-1808.

*34 Lumeng CN, et al. Obesity induces a phenotypic switch in adipose tissue macrophage polarization. J Clin Invest 2007; 117: 175-184.

*35 Endocrine Society. BMI alone may not be a sufficient indicator of metabolic health. Press Release (June 16, 2023). https: //www.endocrine.org/news-and-advocacy/news-room/2023/endo-2023-press-visaria

*36 Sato M, et al. Prevalence and Features of Impaired Glucose Tolerance in Young Underweight Japanese Women. J Clin Endocrinol Metab 2021; 106: e2053-e2062.

*37 本田まりほか. 糖尿病の家族歴と耐糖能異常, 肥満との関連. 糖尿病 2011; 54: 503-507.

*38 Park SW, et al. Accelerated loss of skeletal muscle strength in older adults with type 2 diabetes: The health, aging, and body composition study. Diabetes Care 2007; 30: 1507-1512.

*39 新智文. 人間ドック健診における脂肪肝—最近の話題—. 人間ドック 2017; 32: 7-16.

*40 奥田昌恵ほか. 2型糖尿病における脂肪肝—その頻度および臨床的特徴—. 糖尿病 2007; 50: 631-634.

*41 Stanhope KL, et al. Consuming fructose-sweetened, not glucose-sweetened, beverages increases visceral adiposity and lipids and decreases insulin sensitivity in overweight/obese humans. J Clin Invest 2009; 119: 1322-1334.

*42 Hall H, et al. Glucotypes reveal new patterns of glucose dysregulation. PLoS Biol 2018; 16: e2005143.

*43 溝口徹. アレルギーは「砂糖」をやめればよくなる!. 青春出版社; 2017.

*44 Allen KV, et al. Nocturnal hypoglycemia: clinical manifestations and therapeutic strategies toward prevention.

Endocr Pract 2003; 9: 530-543.

*45 German Research Centre for Environmental Health Work-Related Stress is a Risk Factor for Type 2 Diabetes. ScienceDaily (August 07, 2014). https: //www.sciencedaily.com/releases/2014/08/140808110720.htm

*46 Ma Y, et al. Relations of depressive symptoms and antidepressant use to body mass index and selected biomarkers for diabetes and cardiovascular disease. Am J Public Health 2013; 103: e34-e43.

*47 ICES. Work environment may put women at risk of diabetes: ICES study. ICES News Releases (August 21,2023). https: //www.ices.on.ca/news-releases/work-environment-may-put-women-at-risk-of-diabetes-ices-study/

*48 厚生労働省：職業性ストレス簡易調査票（57項目）．https: //www.mhlw.go.jp/bunya/roudoukijun/anzeneisei12/dl/stress-check_j.pdf

*49 OECD Gender Data Portal 2021.

*50 Kita T, et al. Short sleep duration and poor sleep quality increase the risk of diabetes in Japanese workers with no family history of diabetes. Diabetes Care 2012; 35: 313-318.

*51 Taheri S, et al. Short sleep duration is associated with reduced leptin, elevated ghrelin, and increased body mass index. PLoS Med 2004; 1: e62.

*52 Anothaisintawee T, et al. Sleep disturbances compared to traditional risk factors for diabetes development: Systematic review and meta-analysis. Sleep Med Rev 2016; 30: 11-24.

*53 Heianza Y, et al. Role of sleep duration as a risk factor for Type 2 diabetes among adults of different ages in Japan: the Niigata Wellness Study. Diabet Med 2014; 31: 1363-1367.

*54 Katsuyama H, et al. Habitual Hot-Tub Bathing and Cardiovascular Risk Factors in Patients With Type 2 Diabetes Mellitus: A Cross-Sectional Study. Cardiol Res 2022; 13: 144-153.

*55 Sebök J, et al. Heat therapy shows benefit in patients with type 2 diabetes mellitus: a systematic review and meta-analysis. Int J Hyperthermia 2021; 38: 1650-1659.

*56 Pahra D, et al. Impact of post-meal and one-time daily exercise in patient with type 2 diabetes mellitus: a randomized crossover study. Diabetol Metab Syndr 2017; 9: 64.

*57 長崎浩爾ほか：糖負荷後高血糖に対する自体重スクワットの急性降下作用．糖尿病 2021; 64: 569-576.

*58 Honda H, et al. Stair climbing/descending exercise for a short time decreases blood glucose levels after a meal in people with type 2 diabetes. BMJ Open Diabetes Res Care 2016; 4: 6 4. e000232.doi: 10.1136/bmjdrc-2016-000232. eCollection 2016.

*59 Ravussin E. A NEAT way to control weight? Science 2005; 307: 530-531.

*60 厚生労働省.運動基準・運動指針の改定に関する検討会報告書(平成25年3月). https://www.mhlw.go.jp/bunya/roudoukijun/anzeneisei12/dl/stress-check_j.pdf

*61 Manders RJ, et al. Low-intensity exercise reduces the prevalence of hyperglycemia in type 2 diabetes. Med Sci Sports Exerc 2010; 42: 219-225.

*62 日本健康運動研究所.有酸素運動(ウォーキング):運動強度の設定の仕方と測り方. https: //jhei.net/exer/walking/wa02.html

*63 厚生労働省.「3メッツ」以上の生活活動(身体活動量の目標の計算に含むもの). https: //www.mhlw.go.jp/shingi/2006/07/dl/s0725-9f-33.pdf

*64 Sanogo F, et al. Mind- and Body-Based Interventions Improve Glycemic Control in Patients with Type 2 Diabetes: A Systematic Review and Meta-Analysis. J Integr Complement Med 2023; 29: 69-79.

*65 University of Turku. Reducing Sedentary Time Mitigates the Risk of Type 2 Diabetes and Cardiovascular Diseases. Press Release (May 2, 2022). https: //www.utu.fi/en/news/press-release/reducing-sedentary-time-mitigates-the-risk-of-type-2-diabetes-and-cardiovascular

*66 Jindo T, et al. Impact of Ergonomics on Cardiometabolic Risk in Office Workers: Transition to Activity-Based Working With Height-Adjustable Desk. J Occup Environ Med 2021; 63: e267-e275.

*67 Dorans KS, et al. Effects of a Low-Carbohydrate Dietary Intervention on Hemoglobin A1c: A Randomized Clinical Trial. JAMA Netw Open 2022; 5: e2238645.

*68 Kajiyama S, et al. Divided consumption of late-night-dinner improves glucose excursions in young healthy women: A randomized cross-over clinical trial. Diabetes Res Clin Pract 2018; 136: 78-84.

*69 Shukla AP, et al. Carbohydrate-last meal pattern lowers postprandial glucose and insulin excursions in type 2 diabetes. BMJ Open Diabetes Res Care 2017; 5: e000440.

*70 Sato A, et al. Morning Mastication Enhances Postprandial Glucose Metabolism in Healthy Young Subjects. Tohoku J Exp Med 2019; 249: 193-201.

*71 Axelsson AS, et al. Sulforaphane reduces hepatic glucose production and improves glucose control in patients

with type 2 diabetes. Sci Transl Med 2017; 9: eaah4477.

*72 日本糖尿病学会: 糖尿病食事療法のための食品交換表 第7版: 文光堂; 2013.

*73 文部科学省 科学技術・学術審議会 資源調査分科会 報告: 日本食品標準成分表（八訂）増補２０２３年版:

*74 益江毅: やせたい人はカロリー制限をやめなさい: ダイヤモンド社; 2022.

*75 Grassi D, et al. Short-term administration of dark chocolate is followed by a significant increase in insulin sensitivity and a decrease in blood pressure in healthy persons. Am J Clin Nutr 2005; 81: 611-614.

*76 Kabeya Y, et al. Cross-sectional associations between the types/amounts of beverages consumed and the glycemia status: The Japan Public Health Center-based Prospective Diabetes study. Metabol Open 2022; 14: 100185.

*77 丸山広達ほか: 緑茶・コーヒーの糖尿病予防効果―JACC Studyの結果から: 糖尿病 2008; 51: 471-472.

*78 Sasaki M, et al. A Beneficial Role of Rooibos in Diabetes Mellitus: A Systematic Review and Meta-Analysis. Molecules 2018; 23: 839.

*79 Muraki I, et al. Fruit consumption and risk of type 2 diabetes: results from three prospective longitudinal cohort studies. BMJ 2013; 347: f5001.

*80 Sakurai M, et al. Sugar-sweetened beverage and diet soda consumption and the 7-year risk for type 2 diabetes mellitus in middle-aged Japanese men. Eur J Nutr 2014; 53: 251-258.

*81 Suez J, et al. Artificial sweeteners induce glucose intolerance by altering the gut microbiota. Nature 2014; 514: 181-186.

*82 University of Birmingham. A bottle of water before each meal could help in weight reduction, researchers say. News archive (August 26, 2015). https: //www.birmingham.ac.uk/news-archive/2015/a-bottle-of-water-before-each-meal-could-help-in-weight-reduction-researchers-say

*83 Jafarirad S, et al. The improvement effect of apple cider vinegar as a functional food on anthropometric indices, blood glucose and lipid profile in diabetic patients: a randomized controlled clinical trial. Front Clin Diabetes Healthc 2023; 4: 1288786.

*84 Khan SU, et al. Effects of Nutritional Supplements and Dietary Interventions on Cardiovascular Outcomes: An Umbrella Review and Evidence Map. Ann Intern Med 2019; 171: 190-198.

*85 Pittas AG, et al. Vitamin D and Risk for Type 2 Diabetes in People With Prediabetes : A Systematic Review and Meta-analysis of Individual Participant Data From 3 Randomized Clinical Trials.

Ann Intern Med 2023; 176: 355-363.

＊86 Vilsbøll T, et al. Effects of glucagon-like peptide-1 receptor agonists on weight loss: systematic review and meta-analyses of randomised controlled trials. BMJ 2012; 344: d7771.

＊87 Wu H, et al. 1-year weight change after diabetes diagnosis and long-term incidence and sustainability of remission of type 2 diabetes in real-world settings in Hong Kong: An observational cohort study. PLoS Med 2024; 21: e1004327.

＊88 Di Molfetta S, et al. Professional continuous glucose monitoring in patients with diabetes mellitus: A systematic review and meta-analysis. Diabetes Obes Metab 2023; 25: 1301-1310.

＊89 Phillippa Lally P, et al. How are habits formed: Modelling habit formation in the real world. Eur J Soc Psychol 2010; 40: 998-1009.

＊90 「糖尿病受診中断対策包括ガイド」作成ワーキンググループ．糖尿病受診中断対策マニュアル．2019. https: //human-data.or.jp/wp/wp-content/uploads/2018/07/dm_jushinchudan_manual_e.pdf

＊91 Willett WC, et al. Eat, Drink, and Be Healthy: The Harvard Medical School Guide to Healthy Eating. 2011.

＊92 Adler AI, et al. Post-trial monitoring of a randomised controlled trial of intensive glycaemic control in type 2 diabetes extended from 10 years to 24 years (UKPDS 91). Lancet 2024; 404: 145-155.

＊93 Cherrington AL, et al. Impact of Peer Support on Acute Care Visits and Hospitalizations for Individuals With Diabetes and Depressive Symptoms: A Cluster-Randomized Controlled Trial. Diabetes Care 2018; 41: 2463-2470.

その他

＊ 小田原雅人ほか．糖尿病:高血糖・ヘモグロビンＡ１c・合併症　糖尿病治療の名医が教える最高の治し方大全．文響社; 2020.

＊ 矢野宏行．ミスター血糖値が教える7日間でひとりでに血糖値が下がるすごい方法．アスコム; 2020.

＊ アボットジャパン．FreeStyleリブレ糖尿病関連製品情報サイト: 患者さん・ご家族の皆さま向け．https: //www.myfreestyle.jp/patient

著者略歴

矢野宏行（Dr. ゆきなり）

やのメディカルクリニック勝どき院長。医学博士。糖尿病専門医。1981年生まれ。2006年に日本医科大学卒業後、同大学附属病院に勤務。その後、国立国際医療研究センター研究所の糖尿病研究センターで糖尿病について研究をする。2023年、やのメディカルクリニック勝どきを開院。日本内科学会内科認定医、日本糖尿病学会糖尿病専門医、日本老年医学会老年科専門医。「Dr. ゆきなり【～糖尿病克服への道～】」チャンネル登録者数14万人以上、メディアでも活躍中。

イラスト　高柳 浩太郎
デザイン　坂川 朱音（朱猫堂）
DTP　飯村 大樹
校正　佐藤 鈴木
編集　奥村 友彦

自分でできる！　薬に頼らない糖尿病の大正解

2024 年 11 月 15 日　第 1 刷発行
著　者 矢野 宏行（Dr. ゆきなり）
発行者 須永 光美
発行所 ライフサイエンス出版株式会社
〒 156-0043　東京都世田谷区松原 6-8-7
TEL 03-6275-1522（代）　FAX 03-6275-1527
https://lifescience.co.jp
印刷所 大村印刷株式会社

Printed in Japan
ISBN 978-4-89775-487-1 C2047